CONTRIBUTION A L'ÉTUDE

DES

EXOSTOSES MULTIPLES

DE CROISSANCE

PAR

Ferdinand LAPASSET

Docteur en médecine de la Faculté de Paris,
Médecin stagiaire au Val-de-Grâce.

<hr>

PARIS

A. PARENT, IMPRIMEUR DE LA FACULTÉ DE MÉDECINE

A. DAVY, successeur

52, RUE MADAME ET RUE MONSIEUR-LE-PRINCE, 14

1883

CONTRIBUTION A L'ÉTUDE

DES

EXOSTOSES MULTIPLES

DE CROISSANCE

PAR

Ferdinand LAPASSET

Docteur en médecine de la Faculté de Paris,
Médecin stagiaire au Val-de-Grâce.

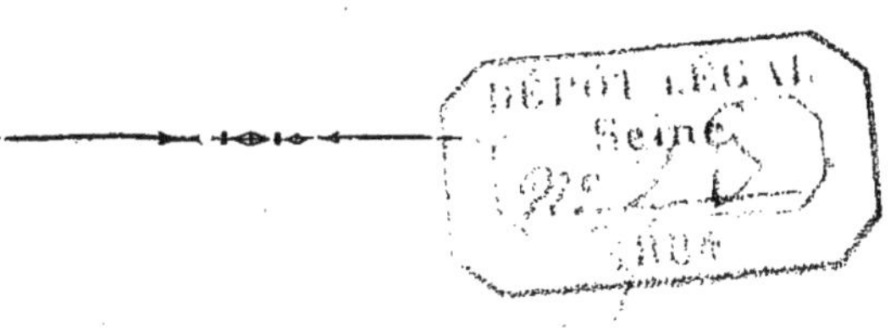

PARIS

A. PARENT, IMPRIMEUR DE LA FACULTÉ DE MÉDECINE
A. DAVY, successeur
52, RUE MADAME ET RUE MONSIEUR-LE-PRINCE, 14

—

1883

A M. LE PROFESSEUR DUPLAY

A M. LE DOCTEUR CADET DE GASSICOURT

A M. LE DOCTEUR DEBOVE

MES MAITRES DANS LES HÔPITAUX

A M. LE DOCTEUR POULET

Agrégé du Val-de-Grâce.

CONTRIBUTION A L'ÉTUDE

DES

EXOSTOSES MULTIPLES DE CROISSANCE

Dans le courant de cette année, pendant notre séjour comme externe dans le service de la clinique médicale de la Pitié, était entré dans les salles un jeune homme, âgé de 16 ans, présentant une affection qui avait vivement excité notre curiosité. On pouvait en effet constater chez lui, non seulement par le toucher, mais encore par la vue, l'existence d'un nombre considérable de tumeurs dures, faisant manifestement corps avec les os, survenues spontanément, sans douleurs, appartenant enfin à ce groupe de productions auxquelles Broca et Soulier ont donné le nom d'exostoses ostéogéniques, et que l'on désigne aussi sous les noms d'exostoses épiphysaires, de développement, de croissance. Notre maître, M. Debove, alors chargé du service de la clinique médicale, nous conseilla de faire quelques recherches à ce sujet; et nous avons pensé qu'il serait utile, en même temps qu'intéressant, de rassembler dans cette thèse les observations que nous avons pu recueillir et de développer quelques considérations qui nous ont été suggérées par leur étude,

Loin de nous la prétention de faire un travail nouveau et de vouloir renverser les idées émises par Soulier, dans son excellente thèse inaugurale. Notre seul but est de mettre en lumière quelques détails que nous avons observés et sur lesquels nous pensons que l'on n'a pas suffisamment insisté jusqu'à présent.

Nous ne voulons donc pas faire une étude d'ensemble sur toutes les exostoses qui peuvent apparaître pendant la période de développement du squelette. Nous croyons devoir nous limiter à une seule catégorie de ce genre de tumeurs, à celles qui présentent comme caractères essentiels de se produire chez des individus âgés de moins de 25 ans, sans causes apparentes, sans douleurs, d'être *multiples* et d'avoir un accroissement intimement lié à des os qui leur ont donné naissance.

Mais avant d'aller plus loin, et pour bien déterminer quelle place l'affection que nous avons en vue occupe dans le groupe des exostoses, il est indispensable d'entrer dans quelques détails sur l'historique et la classification de ces tumeurs.

HISTORIQUE.

L'affection que nous étudions n'a pas pour elle le prestige de l'antiquité. Avant le commencement du xixᵉ siècle, les auteurs ne paraissaient pas se douter de l'existence de cette forme d'exostoses, et l'on peut voir qu'avant Dupuytren aucun n'avait remarqué la production spontanée de ces tumeurs osseuses chez les jeunes gens.

C'est ainsi que Verduc (Pathologie chirurgicale, 1701) n'admettait que deux sortes d'exostoses : exostoses syphilitiques et exostoses goutteuses. Leclerc (Maladies des os, 1706) ajouta les exostoses scrofuleuses, et plus tard, en 1757, Houstet (Mémoires de l'Académie de chirurgie, 1757, t. III, p. 130) fit une classe nouvelle des exostoses cancéreuses.

Nous retrouvons la même confusion dans les écrits de G.-L. Petit, Duverney et Boyer.

Dupuytren le premier, ne pouvant les rattacher à aucune diathèse, pense que ces sortes d'altérations dépendent d'un changement survenu dans la nutrition des os, d'une aberration dans la distribution du suc osseux. Il compare ces tumeurs anomales aux bosses noueuses que l'on voit survenir sur certains arbres par défaut de régularité dans la nutrition et la distribution de la sève.

Plus tard en 1823, Ribell, dans sa thèse, ne mentionne que deux observations d'exostoses multiples, qu'il nomme exostoses essentielles.

En 1847, Roux (Revue médico chirurgicale, 1847) décrit à part les saillies apophysaires apparaissant dans l'adolescence et dont le développement est rattaché à celui du squelette. Mais il ne fait nullement ressortir l'importance de leur siège. Bien loin de remarquer leur multiplicité, il admet que d'habitude elles sont solitaires.

En Angleterre, Stanley (On diseases of the bones. London, 1849, p. 151) et Paget (Lectures on surgical pathology, London, 1853, t. II, p. 229) attirent l'attention sur la symétrie et l'hérédité de ces tumeurs.

En 1856, Chassaignac, à la Société de chirurgie, insiste aussi sur leur symétrie, et fait ressortir leur multiplicité et leur bénignité particulières. La symétrie est encore le signe qui frappe le plus Morel-Lavallée et Huguier, et qu'ils font remarquer dans leurs observations.

C'est à Broca (1856) que revient le mérite d'avoir étudié leur pathogénie. Dans l'Encyclopédie de chirurgie pratique de William Castello, il montre la relation qui existe entre ces exostoses et le développement des os. Pour lui, ce cartilage engendre l'os sur un ou plusieurs points de sa circonférence, plus que la quantité nécessaire à la croissance de l'os en longueur. Ce serait donc l'excès de substance osseuse produite qui se trouverait obligée, faute de place, de se développper anormalement.

Avant lui, Astley Cooper avait déjà admis que la production de tissu osseux résultait d'inflammations périostiques, et appelait ces exostoses, exostoses périostales cartilagineuses. Nous retrouvons cette même idée dans le Dictionnaire en 30 vol. et dans le Compendium de chirurgie, qui leur donne le nom d'exostoses épiphysaires.

Nélaton, ne préjugeant rien de leur nature, les nomme ostéo-cartilagineuses, et Cruveilhier dans son Anatomie pathologique les désigne sous le nom d'ostéophytes.

Jusqu'alors, aucun travail d'ensemble n'avait paru sur le sujet. Les opinions des différents auteurs que nous avons mentionnés se trouvaient plus ou moins implicitement contenues dans leurs écrits, et il faut arriver à Soulier pour avoir une idée nette et précise de la question. Dans sa thèse inaugurale soutenue en 1864, Soulier, reprenant, au point de vue pathogénique, les idées de Broca, qu'il soutient, du reste, avec clarté et conviction, n'a pas su malheureusement séparer les exostoses épiphysaires de celles qui résultent de l'ossification des attaches tendineuses. Nous lui reprochons aussi d'avoir confondu avec les tumeurs qui nous occupent, les productions multiples survenant sous l'influence de traumatismes divers et n'ayant de commun avec les premières que l'âge auquel elles se développent.

En 1869, Virchow remarque que ces exostoses surviennent fréquemment en des points où persiste longtemps encore le cartilage, notamment dans les régions où le cartilage épiphysaire des os longs se confond avec le cartilage de la diaphyse, et où, comme on le sait, l'épiphyse osseuse se trouve, jusqu'à la puberté, séparée de la diaphyse par une couche cartilagineuse intermédiaire.

Mentionnons enfin pour mémoire la thèse de Laburthe (Paris, 1871), qui ne fait que répéter les idées de Soulier et dans laquelle non seulement nous ne trouvons aucune conception originale, mais où les diverses exostoses sont confondues au point de vue pathogénique. Citant et mélangeant des exostoses traumatiques, des exostoses d'ossification, des exostoses syphilitiques et rhumatismales, il ne rapporte pas une seule observation nouvelle d'exostoses multiples de croissance.

CLASSIFICATION.

Si l'on accepte la définition suivante de Follin : l'exostose est une production anormale et circonscrite de tissu osseux à la surface d'un os, on élimine ainsi les altérations osseuses produites par l'épaississement des os (hyperostoses) par le cancer, par les kystes, enfin toutes productions qui peuvent amener un gonflement anormal et une déformation d'une partie du squelette, mais non la formation d'un tissu osseux nouveau.

A l'exemple des auteurs classiques, on peut diviser les exostoses en deux grandes classes :

1º Exostoses symptomatiques ;

Exostoses idiopathiques.

Nous n'avons nullement l'intention de nous occuper des premières. Les exostoses traumatiques ou consécutives à des inflammations de voisinage ont une étiologie trop évidente pour qu'on s'y arrête. Pourtant Abernethy cite une observation, et il existe quelques cas analogues où l'on a pu voir des exostoses multiples survenir à la suite de traumatismes très minimes. Mais ces tumeurs, nous le verrons, n'ont pas les caractères essentiels qui caractérisent les exostoses de croissance.

La syphilis, cause si fréquente de productions osseuses, passe quelquefois inaperçue, de sorte qu'on pourrait prendre pour spontanées des exostoses syphilitiques, si ces dernières n'avaient des caractères particuliers qui les font reconnaître. Nous n'en parlerons pas davantage.

Quant au rhumatisme, malgré le rôle qu'on a voulu lui faire jouer dans la production des exostoses de croissance (cas d'Ebert), les observations que nous avons pu réunir sont absolument négatives à ce sujet. Nous ne nions pas que chez quelques rhumatisants chroniques on ne puisse voir se produire des exostoses, mais ce sont alors des ossifications musculaires ou tendineuses ou des déformations des surfaces articulaires. On n'admet plus aujourd'hui les exostoses goutteuses, et, quant à celles qui sont amenées par des troubles trophiques (ataxie), elles coexistent en général avec d'autres lésions qui ne laissent aucun doute sur leur origine. D'ailleurs, leur siège et l'âge du sujet sont un moyen de diagnostic qui ne laisse pas d'hésitation.

La seconde classe nous arrêtera davantage. On peut la diviser en deux catégories :

   1° Exostoses autogéniques ;
   2° — ostéogéniques.

Les exostoses autogéniques se développent sur la face profonde du périoste. Ce sont les exostoses apophysaires de Wirchow.

D'après la théorie d'Astley Cooper, toutes les exostoses de développement rentreraient dans cette classe. Voici, d'ailleurs, ce qu'il en dit :

« L'exostose périostale cartilagineuse se développe sous l'influence de l'inflammation du périoste et de la portion correspondante de l'os. Il se dépose à la surface externe de l'os et à la surface interne du périoste une couche cartilagineuse d'un tissu très compacte et semblable à celui dans lequel se développe le tissu osseux chez de très jeunes sujets. Le périoste adhère à la face externe de cette couche cartilagineuse qui, elle-même, est encore plus adhérente par sa face profonde à la surface de l'os. Au dedans de cette masse cartilagineuse est sécrétée une matière osseuse qui tire sa première origine de l'os primitif et qui continue ensuite à être sécrétée à mesure par le cartilage qui constitue la surface externe de la tumeur. »

Maintenant, sous quelles influences se développent-elles ? Le plus souvent on l'ignore et l'irritation primitive du périoste reste inexpliquée. Cliniquement, elles diffèrent essentiellement des exostoses de croissance par leur siège, par leur volume qui peut s'accroître indéfiniment et nécessiter une opération chirurgicale, enfin, souvent par l'âge où elles se produisent. Si elles surviennent chez des enfants, elles peuvent bien dépendre d'un vice de nutrition d'une des parties du squelette, mais elles n'ont qu'un point commun avec les exostoses de croissance, c'est qu'elles se développent pendant la période d'activité nutritive des os.

Restent les exostoses ostéogéniques qui se développent toujours chez des gens ayant moins de vingt-cinq ans, qui cessent de croître à ce moment et siègent toujours au niveau des cartilages épiphysaires, du moins au moment de leur apparition.

Je ne parlerai pas des exostoses congénitales qui pourraient peut-être former une subdivision à part. Mais les trois observations citées par Dupuytren, Hutchinson et Ribell sont trop incomplètes pour qu'on puisse en tirer des conclusions ; d'ailleurs, elles ont été signalées par le professeur Parrot comme un des premiers accidents de la syphilis héréditaire du nouveau-né; c'est donc à ce groupe qu'il semblerait naturel de les rattacher.

Si l'on consulte les observations d'exostoses essentielles, ostéogéniques, on est frappé de la multiplicité des cas dans lesquels on n'en a observé qu'une seule ou un nombre très restreint. Par contre, plusieurs observations en mentionnent une quantité considérable. Mais si l'on cherche les intermédiaires, on ne les trouve pas. De plus, dans la plupart des cas d'exostoses uniques ou peu nombreuses, on voit que l'étiologie laisse souvent à désirer, et que si elle n'indique pas une cause bien formelle, elle laisse un doute planer sur la production de ces tumeurs. Tandis que dans tous les cas d'exostoses multiples qui nous occupent, on ne trouve rien (laissant de côté la question d'hérédité) quelque soin qu'on ait pris de rechercher les antécédents.

En admettant même que par l'étude de ces antécédents on arrive au même résultat négatif pour les exostoses uniques, nous ne saurions nous expliquer comment les mêmes conditions pathogéniques donneraient naissance tantôt à une, tantôt à de très nombreuses productions morbides, sans qu'on puisse, toujours sous l'influence de la même cause et comme nous venons de le dire, trouver jamais de types intermédiaires.

Il semble que, dans le premier cas, l'affection soit absolument locale et produise une anomalie de développement dans un seul cartilage épiphysaire, tandis que dans le second, c'est une cause générale qui préside à ce trouble de nutrition, et à la production presque simultanée dans plusieurs points de saillies osseuses anormales.

Voilà donc la catégorie d'exostoses que nous avons l'intention d'étudier. Nous avons laissé de côté toutes les observations d'exostoses uniques, et nous n'avons cru devoir reproduire que les cas d'exostoses spontanées multiples assez complètement observées.

ANATOMIE PATHOLOGIQUE.

Depuis Broca, on sait que les exostoses que nous étudions tirent leur origine de la couche cartilagineuse inter-diaépiphysaire. Leur structure d'ailleurs permettrait à elle seule d'affirmer ce fait.

A l'état de développement complet, ces tumeurs se présentent sous la forme de masses, les unes arrondies, les autres coniques ou en forme de champignons à extrémité renflée. Quelques-unes sont pédiculées, mais ce pédicule présente toujours une base d'implantation assez large sur l'os. D'autres, — et c'est le plus grand nombre, — sont sessiles. Toutes présentent le caractère commun d'être recouvertes d'une couche plus ou moins épaisse de cartilage hyalin, à surface unie ou mamelonnée. Cette zone cartilagineuse se continue avec le périoste de l'os. D'après un petit nombre d'observations, il semblerait que ce cartilage, à une période avancée, peut disparaître et s'ossifier. Si l'on fait une coupe sur une exostose arrivée à son développement complet, on constate que sa structure est identique à celle de l'os : couche de cartilage hyalin externe, tissu compacte moyen, tissu médullaire central, se confondant avec les parties correspondantes de l'os, de telle sorte que le canal médullaire de la tumeur communique directement avec le canal osseux. C'est là ce qui explique la gravité des opérations qu'on pratique sur ces tumeurs, et celle des fractures dont elles peuvent être le siége. A un degré moins avancé de développement, l'exostose, de même que l'os, n'est formée que de tissu compacte; ce n'est que plus tard aux dépens de ce tissu que se creuse la cavité médullaire.

La formation de ces exostoses est donc absolument semblable à celle des os; elle doit dès lors avoir la même origine: c'est ce qui différencie anatomiquement et d'une manière absolue ces tumeurs de celles qui sont produites par le périoste, lequel, on le sait, donne naissance à du tissu éburné, ne contenant pas de cavité médullaire.

Un fait important à considérer est la direction que prennent ces tumeurs. Toutes se développent perpendiculairement au plan du cartilage de conjugaison qui leur a donné naissance. Ainsi, à l'extrémité inférieure du fémur, elles sont dirigées de bas en haut. A l'extrémité supérieure du tibia, de haut en bas. Il semble toutefois y avoir quelques exceptions. Ainsi, pour la clavicule, on trouvera dans notre première observation la mention d'une exostose dirigée de bas en haut et de dehors en dedans, c'est-à-dire ayant une direction opposée à l'épiphyse sternale. De même pour les côtes. Mais on n'ignore pas que ces os ont un mode de formation spécial. C'est là peut-être l'explication de cette anomalie apparente.

Ces exostoses se développent à la manière des os longs, d'abord aux dépens du cartilage diaépiphysaire; puis, lorsqu'elles ont suivi le mouvement d'allongement de l'os auquel elles sont fixées, c'est le périoste de l'os lui-même qui fournit à leur accroissement.

Nous n'insisterons pas sur le déplacement des exostoses. Les expériences de Duhamel et de Flourens sont connues de tout le monde. Nous verrons plus loin qu'on peut trouver ces tumeurs à une distance assez considé-

Lapasset.

rable des épiphyses. Il semble aussi qu'elles puissent être produites par poussées successives.

Une chose remarquable est la prédilection des exostoses pour les environs de certaines articulations. Si l'on étudie le développement des os, on voit, comme l'a déterminé A. Bérard, que dans les os longs, l'extrémité vers laquelle se dirige le canal nourricier se soude la première. Et l'on s'explique ainsi la petitesse et la rareté des exostoses aux environs du coude, de la hanche, du cou-de-pied, comparées à la multiplicité et au volume de celles qu'on trouve au genou, au poignet, à l'épaule. On sait de plus que les dernières épiphyses qui se soudent sont par ordre chronologique :

   Extrémité supérieure du tibia.
     — inférieure du fémur.
     — supérieure de l'humérus.
     — inférieure du radius.

C'est aussi dans ces endroits que l'on rencontre les tumeurs les plus volumineuses qui sont restées plus longtemps en communication avec le cartilage de conjugaison et, par suite, ont eu plus que les autres le temps de s'accroître.

Quant aux rapports qu'affectent les tumeurs avec les organes avoisinants, il est une loi absolue : c'est que jamais les exostoses multiples dont nous parlons ne contractent d'adhérences avec aucun tissu. Les muscles, les vaisseaux, les nerfs, peuvent être déviés ou comprimés, la peau peut être soulevée, mais on n'observe jamais que des troubles fonctionnels produits par l'action mécanique.

Que plus tard ces exostoses, à l'exemple de tous les os, deviennent malades soit à la suite de traumatismes, soit par le développement de tumeurs, nous ne devons pas nous en étonner. Mais spontanément, aucune altération ne surviendra et c'est à tort que certains auteurs ont dit que la peau pouvait s'ulcérer.

La seule modification de tissu qu'on puisse observer est la production de bourses séreuses dans le tissu cellulaire avoisinant les tumeurs, lorsque celles-ci ont acquis un volume considérable et sont exposées à des frottements répétés.

PATHOGÉNIE et ÉTIOLOGIE.

De ce que nous avons dit jusqu'ici, se dégagent déjà les données suivantes :

1° Ces exostoses se produisent sans douleur.

2° Elles sont multiples.

3° Elles se forment en des points constamment les mêmes, et à peu près toujours au même âge.

4° Leur structure est celle du tissu osseux.

Ce sont là des éléments importants pour arriver à leur trouver une solution pathogénique. Nous allons donc reprendre successivement chacun des termes de cette étude.

La multiplicité indique qu'elles résultent, ainsi que nous l'avons fait pressentir, d'un état général dont l'essence même, dont le dernier terme nous échappe, état général qui exagère ou dévie le développement osseux de tout le squelette.

Leur siège nous montre qu'elles résultent bien d'une anomalie dans l'évolution de l'os, puisqu'elles se montrent précisément dans les points déstinés à former du tissu osseux.

Leur âge vient confirmer encore cette assertion, car c'est au moment même ou la puissance formatrice de la sève osseuse est dans toute sa vigueur, que nous les voyons se produire.

Enfin l'absence de tout *symptôme* nous indique assez qu'il ne s'agit pas d'une *maladie*, mais d'un simple déplacement de tissu.

S'il nous était permis de chercher dans l'évolution du système osseux des faits un peu comparables, nous pourrions rappeler ici les savantes recherches de notre maître, le regretté professeur Lasègue, qui, dans un autre ordre d'idées, sans doute, a su si magistralement étudier les anomalies dans le développement et la soudure des pièces osseuses du crâne. Nous verrions alors que, vers la même époque de la vie, ce système peut présenter des déviations diverses, dont les unes, portant sur les membres, produisent l'affection que nous étudions, et dont les autres, sans relation avec les premières, peuvent être considérées comme produisant certaines formes d'épilepsie.

L'Étiologie ne nous arrêtera pas longtemps. Nous n'avons pas l'intention de discuter l'influence plus ou hypothétique des diathèses sur la production de ces tumeurs. La syphilis héréditaire, le rhumatisme (Ebert, Virchow), les traumatismes (Abernethy, Méry), ont pu être invoqués. Il nous semble que c'est une cause plus générale qui préside à cette affection, qu'on pourrait peut être faire rentrer dans la classe des maladies par vice de nutrition. Peut-être aussi pourrait-on faire quelques rapprochements avec les ostéites épiphysaires de l'enfance, produites, elles aussi, par une activité nutritive trop rapide dans le travail d'ossification.

Les examens des urines n'ont jamais été faits assez complètement pour donner des indications précises et utiles.

Les exostoses multiples sont, d'après Billrooth, beaucoup plus fréquentes chez les hommes. On n'a qu'à consulter nos observations pour s'assurer de ce fait : sur 18 cas, 5 seulement ont trait à des individus du sexe féminin.

D'après ces mêmes observations, on peut remarquer

que l'époque d'apparition des exostoses varie de 4 ans à 12 ans ; si l'on fait une moyenne, on trouve l'âge de 7 ans.

Quant à l'hérédité, son influence semble manifeste. Pourtant il nous reste dans l'esprit un certain doute. L'affection héréditaire est-elle la même que l'affection spontanée ? Ne serait-ce pas plutôt un simple vice de conformation, se transmettant à plusieurs membres d'une même famille, au même titre que les déformations de certains organes ?

Nous n'oserions entreprendre une telle discussion. La seule chose que nous ferons remarquer c'est que, dans les cas que nous avons pu réunir, l'apparition de ces exostoses semble avoir lieu à un âge plus jeune.

La fréquence des exostoses multiples de croissance n'est pas aussi grande qu'on pourrait le supposer au premier abord.

Dans une analyse publiée par Bryant (The pratice of surgery, t. II, page 522), sur les faits relevés tant dans sa clientèle que dans le Guy's Hospital par Bircket, cet auteur arrive à un total de 120 cas d'exostoses dont trois seulement avaient trait à des exostoses multiples. De plus, il avait remarqué que chaque fois que le radius était atteint, il existait toujours d'autres tumeurs osseuses.

SYMPTOMATOLOGIE.

D'habitude l'individu atteint d'exostoses multiples ne s'en aperçoit pas ou du moins son attention n'est attirée que lorsqu'elles ont atteint un volume considérable.

C'est, par exemple, lorsque le malade veut se faire soigner pour une autre affection que le médecin découvre la présence de ces tumeurs.

Quelquefois, si on sollicite la mémoire du malade, on apprend que depuis plusieurs années il sentait bien une grosseur à un certain endroit du corps, mais qu'il n'y attachait aucune importance.

C'est qu'en effet un des principaux caractères de cette affection singulière est de ne produire aucune douleur. Tout le monde n'est pas d'accord à ce sujet.

Soulier affirme que ces tumeurs sont indolentes, Laburthe prétend qu'elles sont habituellement douloureuses au début ; pour nous, nous sommes tout à fait de l'avis du premier. Dans aucune de nos observations, nous ne trouvons ce symptôme lié à la production des exostoses multiples.

Quoi qu'il en soit, ces exostoses se présentent sous la forme de tumeurs dures, mates à la percussion, immobiles et faisant manifestement corps avec l'os.

Les plus grosses soulèvent la peau et s'aperçoivent au premier coup d'œil ; il en est d'autres qu'il faut rechercher avec soin et qui donnent la sensation d'un petit pois ou d'une lentille à la surface de l'os. Quelquefois même elles sont à l'état d'ébauche, et l'on ne peut constater qu'un certain degré d'épaississement avec rugosités mal délimitées.

Ainsi que nous l'avons déja dit, ces exostoses peuvent être arrrondies, ovoïdes, coniques, styloïdes, ou bien renflées à leur extrémité. Les unes présentent une surface unie, les autres une série de mamelons perceptibles à travers la peau.

Leur direction est en général régulière; celles qui ont une forme allongée tendent à être parallèles à la diaphyse.

Elles ne présentent pas ordinairement de prolongements.

La peau est toujours parfaitement mobile et saine, les muscles sont parfois gênés dans leurs mouvements, mais glissent sans difficulté sur la tumeur. De même pour les nerfs et les vaisseaux.

Le *nombre* de ces productions peut être très considérable. Huguier cite un enfant qui était porteur de 65 exostoses.

Le jeune homme qui fait l'objet de notre première observation en présente une cinquantaine.

Mais on peut affirmer qu'en général il doit en exister un nombre bien plus grand que celui qu'on peut constater pendant la vie à travers les tissus.

Comme nous l'avons vu, ces tumeurs siègent sur les extrémités osseuses avoisinant certaines articulations. Les plus nombreuses et en même temps les plus volumineuses se trouvent à l'extrémité inférieure du fémur et supérieure du tibia. Elles se développent là par poussées successives, car on en trouve souvent à différentes hauteurs.

Les plus éloignées de l'articulation sont ordinairement arrondies et sessiles. Comme elles se sont détachées de bonne heure du cartilage de conjugaison, elles se sont surtout développées secondairement au dépens du périoste, et présentent une couche plus épaisse de tissu compacte.

Les plus rapprochées sont plus allongées, quelquefois aplaties, coniques ou renflées. Enfin les dernières apparues ont la forme de petits mamelons ou d'aspérités peu appréciables.

Le caractère de symétrie sur lequel insistent tant d'auteurs semble n'avoir pour nous aucune importance.

Nos observations relatent bien des productions parfaitement symétriques, mais rien ne doit étonner dans ce fait, puisque c'est le résultat forcé de la localisation même de l'affection.

A côté on trouvera un grand nombre d'autres cas où la symétrie est absolument nulle.

Voici d'ailleurs, par ordre de fréquence, la liste des extrémités des os longs des membres qui sont le siège d'exostoses.

Fémur,	extrémité	inférieure.
Tibia,	—	supérieure.
Humérus,	—	supérieure.
Péroné,	—	supérieure.
Radius,	—	inférieure.
Tibia,	—	inférieure,
Péroné,	—	inférieure.
Fémur,	—	supérieure.

En dernier lieu viennent les extrémités inférieures de l'humérus, supérieures du radius et du cubitus.

Quant aux clavicules et aux côtes, elles présentent fréquemment aussi des exostoses. De même les os plats, comme le bassin et surtout l'omoplate.

Les os du carpe et du tarse sont rarement atteints. Mais on en rencontre un certain nombre sur les métacarpiens et les premières phalanges.

Pour le crâne, nous n'avons pu trouver que l'observation de Henking, qui dans un cas d'exostoses multiples de croissance fasse mention d'une petite saillie à la face externe d'un pariétal.

La *marche* de ces tumeurs est essentiellement lente. Leur accroissement est proportionné au développement des os qui les supportent et s'arrête avec lui. Aussi, à partir de 25 ans, peut-on affirmer que les exostoses resteront sationnaires.

Quant aux cas où une de ces tumeurs s'est accrue subitement, et d'un manière rapide après être restée inerte pendant un laps de temps quelquefois très long, on peut supposer que ce phénomène est dû à une altération secondaire.

En tous cas, cela est exceptionnel dans l'histoire de ces tumeurs.

On voit par là que la durée de l'affection est indéfinie, du moins, quant aux déformations qu'elle produit, car la phase active est terminée vers l'âge de 25 ans.

C'est là aussi ce qui fait la bénignité absolue de cette maladie, si toutefois on peut lui donner ce nom. Pourtant on voit survenir quelquefois des complications, qui tiennent soit aux dimensions de la tumeur, soit à son siège, soit aux lésions secondaires qui peuvent l'atteindre et parmi lesquelles il faut citer en première ligne les fractures.

D'après tout ce que nous venons de dire sur les exostoses multiples de croissance, leur *diagnostic* sera facile à faire.

Les altérations du rachitisme en diffèrent notablement, d'abord par leur siège. Elles occupent en effet non pas la zone inter-diaépiphysaire, mais l'épiphyse elle-même.

Aux côtes, elles sont situées à l'union de ces os avec le cartilage costal. Elles ne sont pas constituées par des saillies osseuses de nouvelle formation, mais par un épaississement des épiphyses. Enfin leur apparition est accompagnée de douleurs, de troubles fonctionnels et de déformation du squelette, tels qu'il est absolument impossible de les confondre un seul instant avec les exostoses multiples.

Les exostoses syphilitiques sont quelquefois plus difficiles à reconnaître. D'abord la maladie générale qui leur donne naissance peut passer inaperçue, ou d'autres fois leur apparition est si éloignée de l'époque où la syphilis a évolué que le malade, pensant qu'il n'existe aucune relation entre ces deux affections, évite de parler de la première, qui d'ailleurs peut n'avoir laissé aucune trace apparente. En premier lieu, l'âge du malade suffit dans la plupart des cas à éliminer les exostoses de croissance. De plus, le développement plus rapide de ces tumeurs, leur production dans des endroits où l'on ne trouve jamais les exostoses spontanées (crâne, diaphyse des os longs), les douleurs dont elles sont le siège pendant la nuit et qu'on désigne sous le nom d'ostéocopes, enfin leur disparition ou du moins leur diminution sous l'influence d'un traitement approprié, suffisent pour ne laisser aucun doute sur leur nature.

Les exostoses produites par l'ossification des attaches musculaires ou des tendons sont ordinairement en petit nombre. Leur forme est souvent bizarre, irrégulière; elles sont ordinairement pédiculées, styloïdes; elles suivent la direction de certains muscles.

Enfin, caractère pathognomonique, ces exostoses présentent des adhérences avec le tissu musculaire , dont les fibres prennent insertion sur elles.

Nous ne parlerons que pour mémoire des exostoses survenues à la suite des traumatismes, des inflammations de voisinage; leur étiologie les différencie nettement au premier abord des tumeurs qui nous occupent.

Restent les exostoses rhumatismales. Il faudrait d'abord démontrer que le rhumatisme chronique, qui seul amène des déformations osseuses, existe chez l'enfant. On cite bien l'observation d'Ebert, rapportée dans la thèse de Laburthe, d'un enfant qui a vu se développer ses exostoses à la suite d'une attaque de rhumatisme. Henry Arnolt (Trans. Pathol. Society, Londres 1872, t. XXIII), cité par Gibney, en donne un autre exemple.

Une jeune fille de 18 ans, qui souffrait du genou, se fit enlever une petite exostose. Elle mourut d'érysipèle un mois après l'opération. Et à l'autopsie on trouva des tumeurs symétriques du bassin, sur les extrémités des côtes et sur les corps vertébraux et leurs apophyses transverses. L'apparition de la première exostose avait coïncidé avec une attaque de rhumatisme aigu à l'âge de 8 ans.

On avouera que cette description succincte des tumeurs trouvées chez cette enfant ne ressemble guère à celle que nous avons donnée précédemment pour les exostoses de développement et qui résulte de l'étude des 18 observations réunies à la fin de ce travail, et d'un certain nombre d'autres trop incomplètes pour être consultées avec fruit.

Sans vouloir pourtant être trop affirmatif, nous ne croyons pas que l'influence du rhumatisme sur la production des exostoses épiphysaires soit encore suffisamment démontrée.

Traitement. — Dans la plupart des cas, le traitement est nul. Les médicaments employés, jusqu'ici, le mercure, l'iodure de potassium, l'acide lactique (Gibney) n'ont produit aucun résultat.

Quant à l'intervention chirurgicale, elle est exceptionnelle. Nous n'avons pas l'intention de décrire ici les divers procédés mis en usage. Qu'il nous suffise de mentionner la méthode de Boyer, qui consiste à scier en plusieurs tranches, et perpendiculairement à son point d'implantation, la tumeur qu'on détache ensuite de l'os ; celle de Follin, qui produit une fracture sous-cutanée, empêche la consolidation par des mouvements répétés, puis enlève l'exostose ainsi détachée, quelque temps après ; celle de Delpech, qui dénude la tumeur et produit sa nécrose artificielle : procédé dangereux, qui expose à la nécrose consécutive de l'os.

Enfin la plupart des chirurgiens extirpent ces exostoses comme tout autre tumeur, avec les précautions antiseptiques habituelles. Malheureusement les faits ne sont pas rares, où la mort à été causée par ces opérations, qui semblent si naturelles au premier abord. Il suffit pourtant de se rappeler les connexions intimes des exostoses avec les os qui les supportent, pour admettre que les fractures de ces tumeurs, ouvrant le canal médullaire de l'os principal, exposent les malades aux complications qui peuvent résulter d'une pareille lésion, surtout si elle est en communication avec l'air extérieur.

D'ailleurs en règle générale, elles cessent de s'accroître vers l'âge de 25 ans, et on ne devra les enlever que si elles occasionnent des troubles fonctionnels considérables.

OBSERVATION I (personnelle).

Exostoses multiples survenues à l'âge de 10 ans, Coxalgie gauche.
Fistules. Abcès de la région deltoïdienne.

Probst, Louis, 16 ans, journalier, entre le 27 août 1883, à la
Pitié, salle Jenner, n° 53.

Blond, lymphatique, d'une constitution peu robuste, mais
d'une santé habituellement bonne.

Son père est très bien portant, âgé de 50 ans. Sa mère est
morte à l'âge de 42 ans, à la suite d'une fausse couche, en
1876.

Trois frères et trois sœurs d'une santé excellente.

Personne dans sa famille n'a eu de rhumatismes, et ne présente, au dire du malade, aucune saillie osseuse anormale.

Quant à lui, il n'a jamais eu de rhumatismes, jamais d'accidents scrofuleux. Il a toujours été un peu anémique.

C'est en décembre 1881 qu'il est entré pour la première fois
à l'hôpital, dans le service du professeur Lasègue. Il se plaignait à ce moment de douleurs assez vives dans l'épaule droite,
qui lui seraient survenues brusquement, un matin à son réveil, et se seraient accompagnées d'un gonflement très manifeste de la région. A la suite d'une application de cataplasmes
et du repos, tout aurait disparu au but de 15 jours.

A ce moment, les mêmes phénomènes de douleur et de gonflement se produisirent de ce côté de la hanche droite.

Le même traitement local fut appliqué; accompagné d'un
régime tonique.

Le malade put sortir de l'hôpital le 24 avril 82, ne souffrant
plus que de temps en temps, mais avec une ankylose de la hanche, et un raccourcissement du membre inférieur droit. A ce
moment, il était forcé pour marcher de se servir d'une canne, et
son talon ne portait pas sur le sol.

Il reprend un travail peu fatigant, mais est obligé de le cesser au mois de janvier 1883, et de rentrer à l'hôpital le 27 février. On constate la présence d'un abcès à la partie antéro-supérieure de la cuisse qu'on ouvre et qui donne naissance à
une fistule située à six centimètres en dedans de l'épine iliaque

antéro-supérieure et à un centimètre au-dessous de l'arcade de Fallope.

Vers le 15 mars, ouverture d'un nouvel abcès au niveau de l'angle inférieur du triangle de Scarpa, issue d'environ un demi-verre de pus bien lié, dans lequel nous n'avons pu trouver aucun bacille de la tuberculose.

La cicatrisation de cette nouvelle plaie se fit assez rapidement, mais se rouvrit à la fin d'août pour se refermer définitiment en novembre.

Au mois de juin, douleurs et gonflement de la région deltoïdienne gauche. Articulation libre.

Une première incision ne donne aucun résultat, mais, un mois après, nn abcès se forme dans la région interne du bras à 5 centimètres au-dessous du creux axillaire, et donne issue à environ une cuillerée de pus bien lié. Fistule consécutive cicatrisée deux mois après.

Enfin, dans le courant de septembre, on assiste à la formation d'une nouvelle fistule située à six centimètres en dedans de l'épine iliaque antéro-supérieure et à un centimètre au-dessous de l'arcade crurale, communiquant avec celle du pli de l'aine, et persistant encore aujourd'hui.

L'exploration au moyen d'un stylet ne donne aucun renseignement précis sur les altérations profondes.

Pendant ce temps, le malade garde un état général satisfaisant. Pas d'amaigrissement, pas de toux, bon appétit, mais anémie persistante, caractérisée par une pâleur et de la faiblesse générales, et un souffle systolique à la base du cœur se propageant dans les vaisseaux du cou. L'urine n'a jamais présenté de modifications anormales.

Maintenant, arrivons aux exostoses.

Depuis 1877 (il avait alors une dizaine d'années), il s'aperçut de l'existence d'une tumeur dure non douloureuse située à la partie antérieure de la cuisse gauche, un peu au-dessus du genou. Elle était alors grosse environ comme un œuf de poule. Mais il n'y attachait aucune importance. Ce n'est qu'en septembre 1881 qu'on lui fit remarquer, à l'hôpital, des tumeurs analogues autour des deux genoux, au bras droit, à la partie inférieure de l'avant-bras du même côté, au niveau de la sixième côte gauche et enfin sur l'omoplate droite.

Dans le courant de l'année 1882, il découvrit de nouvelles tumeurs à la partie inférieure des deux jambes, aux divers cotes, sur la crête iliaque, à la clavicule gauche.

Enfin, les dernières observées siégeaient aux doigts.

Voici d'ailleurs la description aussi complète que possible de toutes les exostoses accessibles au toucher :

Le crâne et la *face* examinés avec soin ne présentent aucune saillie anormale. De même pour le rachis, excepté à l'extrémité postérieure du sacrum, où l'on sent quelques petits tubercules mal délimités.

Membre supérieur droit.—Omoplate.—Deux exostoses situées près du bord interne et un peu au-dessous de l'épine, superposées, la première de la forme et de la grosseur d'une noisette, la seconde comme un pois.

Humérus. — Deux exostoses situées toutes deux à la partie supérieure. La première sous-deltoïdienne, à 0^m08 de l'acromion, de la grosseur d'un œuf de pigeon ; la seconde à la face interne de l'humérus, à 0,06 centimètres au-dessous de la précédente, et de la grosseur d'un noyau de cerise. Toutes deux sont sessiles.

Radius. — Sur sa face antérieure, au-dessus de l'apophyse styloïde, une petite saillie comme un grain de chènevis.

Cubitus.— Exostose située sur la face antérieure à 0,04 centimètres de l'articulation carpienne, gross e comme une noix, mamelonnée, empiétant un peu sur la face interne. On sent le tendon du muscle cubital soulevé par la tumeur et glissant au-dessus.

Main. — 1re phalange de l'*index*, face postéro-interne : on remarque une saillie pisiforme à égale distance des deux extrémités de l'os.

2e Métacarpien face externe, faisant saillie dans le premier espace intérosseux : une exostose comme un gros pois, à 1 centimètre de l'extrémité supérieure.

Membre supérieur gauche :

Omoplate. — Saillie pisiforme dans une situation semblable à celle du coté droit.

L'*humérus*, le *cubitus* et le *radius* ne présentent aucune anomalie.

Main. — 1re phalange de l'*index*, face postérieure, à 1 centimètre de l'extrémité supérieure, saillie de la grosseur d'un pepin de raisin : face interne, deux saillies, voisines l'une de l'autre, encore plus petites que la précédente.

Médius. — 1re phalange, face interne, petite saillie.

Annulaire. — 2e phalange, face postérieure interne à 1/2 centimètre de l'extrémité supérieure, saillie pisiforme.

Auriculaire. — 1re phalange, deux petites saillies comme des petits grains de plomb à un centimètre de l'extrémité supérieure, l'une à la face interne, l'autre à la face externe.

Tronc :

Clavicule droite. — Rien à signaler.

Côtes droites. — 4e côte, — Saillie mamelonnée de la grosseur d'une amande, située à la face supéro-externe, à 0,07 du sternum.

5e côte. — Saillie pisiforme.

6e côte. — Saillie grossse comme un grain de chènevis ;

7e côte. — Saillie comme un petit grain de plomb.

8e côte. — Saillie semblable à celle de la sixième côte.

Toutes ces saillies sont situées sur une ligne oblique de haut en bas et de dedans en dehors, passant à 1 centimètre en dedans du mamelon.

Clavicule gauche. — A 0,015 de l'articulation sternale sur la face supérieure, petite saillie styloïde dirigée de bas en haut et de gauche à droite.

Côtes gauches. — 6e côte. — A 0,10 centimètres du sternum, saillie grosse comme un noyau de cerise, développée dans l'espace inférieur.

7e côte. — Tubercule très petit.

8e côte. — Saillie pisiforme sur la face externe.

10e côte. — Saillie semblable à celle de la huitième ;

11e côte. — En arrière, à 0,06 de la ligne des apophyses épineuses, saillie grosse comme un noyau de cerise.

Bassin. — Sur la crête iliaque, du côté gauche, à 0,01 en arrière de l'épine iliaque antéro-supérieure, saillie pisiforme

Crête iliaque un peu rugueuse des deux cotés.

Membre inférieur droit :

Fémur. — A la partie interne, à 12 centimètres au-dessus de l'articulation du genou, excroissance styloïde dirigée de bas en haut, parallèlement à l'os, auquel elle semble être soudée sur presque toute sa longueur, de la grosseur d'un œuf de pigeon, un peu enflée à son extrémité inférieure et environ de 0,05 de longueur.

A la partie externe, à 0,06 de l'interligne articulaire du genou, exostose analogue à la précédente, quoique plus grosse, et de 0,C8 cent. de hauteur environ.

Tibia. — A 0,05 du genou, immédiatement au-dessous de la tubérosité interne, stalactite semblable à celle du fémur, mais dirigée en sens inverse, amincie à son extrémité, de 0,07 de longueur. Il semble qu'entre cette exostose et le tibia existe un certain intervalle dans le tiers inférieur.

La malléole interne est considérablement augmentée de volume. On y remarque deux saillies, l'une antérieure, l'autre postérieure, à 0,04 de la pointe de la malléole, et du volume d'un noyau de cerise.

Péroné. — Tête volumineuse à surface un peu mamelonnée. A la partie postérieure, à environ 0,07 de la tête, on sent une tumeur de la grosseur d'une amande.

La malléole externe est également plus considérable qu'à l'état normal. A 0,05 de son extrémité inférieure, on sent une saillie du volume d'un gros pois.

Pied. — Aucune saillie anormale appréciable.

Membre inférieur gauche. — Fémur. — Du côté antéro-externe de cet os, à 0,18 au-dessus du genou, on sent une masse volumineuse, ovoïde, de 0,08 de long, gros comme un œuf de dinde, mais séparé en deux par un sillon médian transversal.

A la face postérieure, à 0,12 du genou, tumeur arrondie, largement pédiculée et très manifestement mamelonnée à sa surface, de 0,05 de diamètre, dirigée de bas en haut et moins grosse que la précédente.

Dans la région postéro-externe, à 0,06 du genou, stalactite osseuse aplatie, de 0,05 de hauteur, dirigée verticalement de bas en haut, et d'une largeur égale à un travers de pouce.

A la partie interne, à 0,06 du genou, stalactite semblable à la précédente, mais plus grosse et plus courte (0,04), terminée par un léger renflement.

Tibia. — Face postérieure : à 0,04 du genou, excroissance osseuse faisant saillie du côté interne, dirigée de haut en bas, de

0,05 de long, large comme le pouce, et terminée par un léger renflement.

Au-dessus et un peu en dehors, tubercule pisiforme.

De plus, entre le tibia et le péroné, sans qu'on puisse déterminer au juste à quel os elle appartient, on sent une tumeur mamelonnée faisant saillie en avant et semblant unir les deux os à 0,06 du genou.

La malléole interne est un peu grosse, moins pourtant qu'à droite. On sent à sa surface, à 0,04 de la pointe, un petit mamelon pisiforme.

Péroné. — La malléole externe présente près de son bord postérieur deux saillies pisiformes, l'une à 0,05, l'autre à 0,03 de son extrémité inférieure.

Pied. — On n'observe pas plus qu'à droite de saillie bien accentuée. Pourtant il semble qu'il existe sur le cuboïde un petit ubercule pisiforme.

On voit que, chez ce malade, la symétrie des tumeurs n'est pas absolue. Un caractère qui leur est commun est qu'elles ne sont adhérentes qu'au squelette. Les muscles, les tendons, la peau et le tissu cellulaire peuvent être soulevés par elles, mais sont parfaitement mobiles à leur surface. De plus, elles n'ont jamais provoqué la moindre douleur.

Quelques chiffres pour terminer.

Le moule en plâtre de la jambe gauche du malade a été pris en février 1882.

Si on mesure cette jambe depuis le sommet de la rotule jusqu'à la pointe de la malléole interne, on trouve 0,41. Du sommet de la rotule à la tumeur volumineuse qu'on observe sur la face antéro-externe de la cuisse, on a 0,055. La longueur de la tumeur est d'environ 0,07.

En décembre 83, les mesures prises sur le malade donnent :

Longueur de la jambe, 0,43.

Du sommet de la rotule à la tumeur, 0,09.

Longueur de la tumeur 0,08.

De plus, le malade avait en août 1882 une taille de 1m,54. Aujourd'hui il mesure 1m,625.

Enfin, si on compare la jambe et son moule en plâtre, on voit que toutes les tumeurs semblent avoir grandi en proportion du membre.

D'ailleurs, le malade lui-même constate que depuis le mois de décembre 1881, non seulement il lui est survenu de nouvelles tumeurs, mais encore les anciennes ont augmenté de volume.

OBSERVATION II.

(Communiquée par M. Clado, interne des hôpitaux).

Enfant de 5 ans. — Exostoses épiphysaires multiples.

Bourgogne (Louis), âgé de 5 ans, amené à la consultation externe de la Pitié.

Le père a eu la syphilis à 28 ans. Actuellement il est d'une bonne santé et ne présente aucun accident. L'enfant est né bien portant.

Il y a six mois qu'on s'est aperçu de la production des exostoses. La première siégeait au niveau du tibia.

Voici, d'ailleurs, l'énumération de ces tumeurs :

Clavicule. — Tendance à l'exostose, à l'extrémité interne des deux clavicules, surtout de la clavicule gauche.

Omoplate. — A droite, épine saillante, irrégulière.

Exostose vers sa partie moyenne.

Exostose au niveau du triangle du trapèze.

Bord spinal saillant, bosselé, irrégulier.

On y trouve notamment deux ou trois saillies plus considérables que les autres.

Bord axillaire lisse.

A gauche, mêmes lésions, mais moins prononcées.

Humérus. — Côté droit, deux exostoses à l'extrémité supérieure, l'une en dehors, l'autre en avant et en dedans, probablement à la place des deux tubérosités, et d'un volume assez considérable, presque comme une grosse noix. L'interne est un peu moins grande que l'externe. Elles sont séparées par une dépression. L'externe est allongée et va se perdre sous l'acromion.

Exagération du volume de l'épicondyle et de l'épitrochlée.

Dans l'aisselle droite, petite saillie comme un haricot. Du côté gauche, il en est une exactement semblable.

Cependant, l'humérus gauche, tout en présentant les mêmes

lesions pour son extrémité supérieure, possède une extrémité inférieure normalement développée.

Cubitus et radius. — Extrémité supérieure absolument normale. A l'extrémité inférieure, on voit une saillie de la tête du cubitus qui présente une forme conique, à sommet postérieur.

Un peu au-dessus de l'épiphyse inférieure du radius droit, exostose pointue, saillante sous les téguments.

Du côté gauche, exostose du radius symétrique à celle du côté droit.

Le reste est absolument normal.

Main. — A *droite*, peu de chose. Exostoses au niveau des 2e, 3e, 4e et 5e métacarpiens, peu saillants. Le *pouce* ne présente qu'une subluxation en dedans de la phalangette sur la phalange.

Index. — Petite exostose sur l'extrémité supérieure de la phalangine.

Médius. — Elargissement de l'extrémité supérieure de la phalangine et exostose à la partie externe, d'où déviation en dedans des deux dernières phalanges.

Annulaire. — Petite exostose à la face antérieure de l'extrémité inférieure de la phalange. Exostose à la partie interne de la phalangine, ce qui amène une déviation en dehors des deux dernières phalanges.

Petit doigt normal.

A gauche, la main présente beaucoup plus d'altérations. Les déviations produites par les exostoses sont plus prononcées Exostose à la face dorsale de l'extrémité supérieure du 3e métacarpien, grosse comme une lentille. Exostose à l'extrémité inférieure de la face dorsale du 4e métacarpien.

Pouce. — Subluxation de la phalangette en dehors, suite d'une exostose développée à son extrémité supérieure.

Index. — Exostose du volume d'un pois à l'extrémité supérieure de la face dorsale de la phalange.

Médius. — Grosse exostose à l'extrémité supérieure de la face antérieure de la phalange. Exostose au niveau de l'extrémité inférieure de la face dorsale de la même phalange. Exostose au niveau de l'extrémité supérieure de la phalangine. Développement exagéré des tubercules latéraux de la phalangette. Ceci amène une déviation du doigt en *S.* italique.

Annulaire. — Exostose au niveau de la face dorsale de l'extrémité supérieure et inférieure de la phalange. Petite saillie sur l'extrémité supérieure de la phalangine. Déviation angulaire des deux dernières phalanges sur la première.

Côtes. — Les côtes gauches sont normales.

Du côté droit, le long de la paroi antérieure de l'aisselle, exostoses petites, pointues, disposées en série verticale, décroissantes de haut en bas.

La *colonne vertébrale* et le *bassin* sont normaux.

Fémur. — Du côté droit, exostose conique assez considérable au niveau du tubercule du 3ᵉ adducteur.

Du côté gauche, exagération de la tubérosité interne du fémur, ce qui amène une déviation de la jambe en dehors (genu valgum).

Jambe. — Le tibia du côté *droit* présente une saillie exagérée du tubercule de Gerdy. Il existe une saillie considérable surmontant la malléole interne.

Exostose analogue au-dessus du col de la malléole externe.

Du côté *gauche*, exostose considérable à la face externe du tibia, au-dessous du plateau interne, presque pédiculée. Au-dessus de cette saillie, se trouve le tubercule de Gerdy exagéré en volume.

A l'extrémité inférieure, on voit deux exostoses, l'une antérieure, l'autre postérieure, sur les limites de la face interne, la première proéminant en avant, l'autre en arrière. Toutes les autres saillies sont pointues, moins saillantes cependant que du côté opposé.

L'extrémité supérieure du péroné est normale. On sent une légère saillie sur la malléole externe.

Pieds. — En promenant les doigts sur la face dorsale des métatarsiens, on trouve çà et là de petites saillies grosses comme un grain de plomb. Le 4ᵉ métatarsien gauche en présente une grosse comme un haricot.

Toubles fonctionnels. — Le petit malade ne souffre en aucune façon. Il n'a aucune espèce de paralysie. Cependant, au dire des parents, il paraîtrait qu'il urine difficilement et à intervalles très éloignés.

En imprimant des mouvements à l'omoplate, on constate un frottement très évident, résultant probablement de la présence d'exostoses à la face antérieure de cet os, venant butter contre les côtes.

Les testicules se trouvent au niveau de l'orifice externe du canal inguinal. Phimosis très prononcé.

OBSERVATION III (1).

Exostoses multiples survenues à l'âge de 18 ans. — Développement anormale de l'une d'elles. Opération suivie de mort. Autopsie.

A. Manouvrier, 34 ans, entra à la clinique le 26 octobre 1878.

A l'âge de 18 ans, il avait eu des accès de fièvre intermittente de moyenne intensité. Peu de temps après, douleurs dans les genoux et apparition dans divers points du corps de tumeurs, qui augmentèrent de volume petit à petit, puis restèrent stationnaires pendant plusieurs années. Depuis, on n'en a pas observé de nouvelles.

Il y a sept ans, il a remarqué à la cuisse droite qu'une de ces tumeurs s'accroissait, d'abord lentement, puis plus rapidement toutefois sans douleurs. Ce n'est que depuis deux ans qu'elle a commencé à devenir gênante.

Pas d'antécédents héréditaires.

La tumeur fait saillie à la partie interne de la cuisse, au-dessous du pli de l'aine. Elle a environ le volume d'une tête d'adulte, et l'on sent manifestement à sa surface des mamelons durs les uns de la grosseur d'une noisette, les autres comme des œufs.

La peau est absolument saine. Les organes génitaux sont refoulés vers la gauche. Les mouvements de l'articulation sont libres, mais l'adduction est considérablement gênée, ainsi que la marche.

Le malade demandait à être opéré.

Par le toucher rectal, on constatait que le petit bassin était libre. Pas d'adénite inguinale.

Au-dessus du condyle interne des deux fémurs. on sent, des tumeurs dures, indolentes, grosses comme des noisettes. On en remarqua également d'analogues, mais plus petites, sur les dif-

(1) Henking. Archives de Virchow, 1879, p. 364.

férents os des mains et des pieds, et aux environs de la plupart des articulations.

Après avoir observé le malade pendant quelques semaines, on fixa l'opération pour le 18 décembre après-midi.

(Ici se trouve le détail de l'opération, que je résume brièvement :

Chloroformisation. Incision des tissus sur la tumeur qui est dénudée, puis extirpée. Mais, pendant ce temps, le patient a le pouls petit, la respiration difficile et stertoreuse, et à peine le pansement est-il terminé que survient une syncope mortelle.)

La tumeur enlevée était composée de tissu spongieux. La surface présentait des mamelons gros comme des noisettes et recouverts d'une couche de cartilage hyalin de 1/2 cent. à 1 cent. d'épaisseur.

Description du squelette. — Le crâne est normal et symétrique. On ne trouve qu'une seule exostose conique grosse comme un pois à la surface externe d'un des pariétaux. La voûte et la base ne présentent aucune anomalie.

Le thorax est bien développé. La colonne vertébrale possède ses courbes ordinaires. La plupart des vertèbres sont normales. Quelques-unes présentent de légères difformités. Les vertèbres lombaires sont fortement développées. Quelques apophyses épineuses montrent sur une de leurs faces près de leur extrémité de petits mamelons. Les parois du canal vertébral sont lisses dans toute leur étendue.

Pour les côtes, les unes présentaient plusieurs exostoses, les autres aucune. La plupart se trouvaient implantées sur la face externe faisant saillie dans les espaces intercostaux.

Les cartilages étaient parsemés d'ecchondroses nombreuses, comme des grains de millet.

Voici d'ailleurs la liste des principales exostoses.

Du bord supérieur de la quatrième côte gauche, s'élevait une exostose d'environ 0,04 cent.

Les cinquième et sixième côtes du même côté portaient au niveau de leur angle des excroissances du volume d'une noisette, et sessiles.

Sur les dernières côtes, on ne remarque que quelques nodosités.

Du côté droit, on aperçoit, sur la sixième côte, une exostose d'environ 1 centimètre, faisant saillie dans le thorax et ayant déprimé le poumon à son niveau.

De même les saillies que l'on remarque sur la troisième et septième côtes se sont creusé dans l'omoplate, et près de son angle, de petites cavités.

La clavicule droite présente de petites exostoses pisiformes près de son extrémité sternale,

L'omoplate droite offre également deux petites saillies, mais elles sont creuses et servent à loger les excroissances correspondantes des troisième et septième côtes.

Sur le bord inférieur, et particulièrement à la base de l'apophyse coracoïde se trouvent de nombreuses exostoses cartilagineuses.

L'omoplate gauche offre à sa partie supérieure, dans la fosse sus-épineuse, une excroissance unie et aplatie d'environ 1 cent. de diamètre.

Sans s'arrêter aux nombreuses saillies que présentaient les bords, on remarque une exostose grosse comme une noisette, à la face inférieure de l'acromion.

Les deux humérus au lieu d'être cylindriques dans leur partie supérieure sont légèrement aplatis. Ils sont d'une longueur et d'une largeur normales.

Le col anatomique du côté gauche présente de nombreuses aspérités.

Les tubérosités sont régulières des deux côtés. Pourtant la petite tubérosité du côté droit offre une saillie.

Du côté gauche, on remarque à 0,04 cent. au-dessous de la grande tubérosité une exostose bizarre, semblable à un petit doigt un peu recourbé, et embrassant d'avant en arrière le tendon d'insertion du grand pectoral.

La partie moyenne et inférieure des deux os ne présente rien d'anormal.

Les deux os de l'avant-bras droit sont soudés l'un à l'autre dans leur partie supérieure, mais leurs extrémités inférieures sont bien distinctes.

Le col du radius porte deux excroissances cartilagineuses,

pisiformes. A la partie inféro-externe on rencontre aussi des saillies mamelonnées.

Du côté gauche c'est autre chose. Le cubitus est plus court de 3 centimètres qu'à droite. Il paraît épaissi dans la partie supérieure du tiers inférieur, et porte sur la face antérieure plusieurs aspérités semblables à des verrues, tandis qu'on ne trouve rien sur la face postérieure.

Le radius est un peu convexe en arrière : cette déformation semble avoir été amenée par l'épaississement du cubitus.

A son tiers inférieur, il présente une excroissance d'environ 1 centimètre, qui se dirige de haut en bas.

Les os du carpe ne montrent aucune particularité. Il existe pourtant quelques petites exostoses peu nombreuses sur les métacarpiens et les phalanges, principalement à la jonction de l'épiphyse avec la diaphyse.

Le bassin est symétrique et composé d'os solides.

La crête iliaque semble plus épaisse que d'habitude.

A la face externe de la fosse iliaque se trouvent de nombreuses saillies de 1 centimètre de hauteur. A la partie inférieure on remarque une tumeur assez rugueuse grosse comme une noisette.

La tubérosité de l'ischion est normale.

A la face antérieure de la branche descendante du pubis *droit* au niveau de sa réunion avec la branche ascendante de l'ischion se voit la plus grosse tumeur du squelette. Elle présente une surface de 0,08 cent. de long sur 0,05 de large, comme ciselée. Elle est formée de tissu spongieux et refoule en haut la symphyse pubienne.

Le trou obturateur est entouré d'un cercle de petits mamelons qui font saillie à l'intérieur.

A la face interne de la fosse iliaque, aux environs de l'épine iliaque antéro-supérieure, se trouve une saillie de 1 centim. de haut.

De l'épine sciatique et des parties voisines s'élèvent diverses exostoses de 2 à 3 cent., dentelées et pointues se dirigeant les unes en arrière, les autres vers le petit bassin.

Du côté gauche on remarque les mêmes altérations, mais en

moins grand nombre. Sur l'éminence iléo-pectinée se voit une exostose en forme de champignon, se dirigeant en haut dans le grand bassin.

L'articulation sacro-iliaque gauche est ankylosée. Rien à signaler sur le sacrum.

Les os longs des membres inférieurs sont normaux en général. On y rencontre cependant plusieurs exostoses d'une forme assez remarquable.

La capsule fémorale des deux côtés ne présente aucune altération.

Le col du fémur est entouré par de nombreuses saillies en forme de verrues.

La cavité digitale est peu prononcée, le col paraît gros et aplati. Les trochanters et la ligne intertrochantérienne ne présentent aucune excroissance. La ligne âpre des deux côtés offre quelques mamelons. La plus grande partie de la diaphyse est normale aussi bien à droite qu'à gauche.

Près du condyle interne du fémur droit, on trouve une exostose grosse comme une noisette, mamelonnée, mais non revêtue de cartilage.

Au-dessus, on voit une autre saillie transversale, issue de la lèvre interne de la ligne âpre. Elle a environ 6 cent. de long, elle est pédiculée, aplatie, se dirige le long de la diaphyse et se trouve recouverte d'une couche épaisse de cartilage. Le condyle interne ne présente aucune tumeur importante. Des deux côtés on voit la même chose, moins accusée à droite.

Dans l'espace intercondylien, nous trouverons deux excroissances assez larges, grosses comme des pois.

Les os de la jambe semblent un peu volumineux. On y rencontre quelques exostos mamelonnées, plus ou moins rondes, quelques-unes pédiculées, et de différentes grosseurs, surtout sur les parties latérales de l'épiphyse. Leur forme est assez intéressante. Rien sur la tubérosité du tibia, ni sur les parties environnantes.

A la partie inférieure, près de la base des malléoles, sur les parties latérales et postérieures, on trouve quelques exostoses pédiculées. Il est à remarquer surtout que l'articulation tibio-tarsienne est ankylosée.

Pour terminer la description du squelette il faut encore dire que les exostoses sont recouvertes sur le cadavre d'une couche de cartilage hyalin qui a été détruit en grande partie par la macération (1).

OBSERVATION IV.

Exostoses multiples chez un enfant de 7 ans. L'une des tumeurs très considérable, siégeant à l'avant-bras, empêche la pronation. Ablation. Guérison avec rétablissement des mouvements (2).

Anne B. de Mutzig (Bas-Rhin), âgée de 7 ans, d'une bonne constitution, quoique un peu grêle et de petite taille, m'est amenée en avril 1867, pour une tumeur du poignet droit, qui gêne ses mouvements et qui a débuté, il y a deux ans, sans cause appréciable. Les parents de l'enfant et plusieurs frères et sœurs sont tous bien portants et ne présentent aucune apparence d'un vice constitutionnel.

Sur la face antérieure de l'avant-bras droit, au-dessous de l'articulation radio-carpienne, je constate une tumeur très dure, du volume d'un petit œuf, qui remonte jusqu'au tiers inférieur du membre, et soulève les tendons fléchisseurs, ainsi que les artères radiale et cubitale. Elle occupe toute la largeur de l'espace interosseux ; mais sa saillie la plus forte est du côté du radius, où elle proémine de deux centimètres et demi sur les téguments environnants. La main se trouve en supination forcée. Quand on essaie de la mettre en pronation, on n'y réussit que très faiblement avec production d'une crépitation sourde. Les mouvements des doigts sont gênés par la tension des tendons fléchisseurs. Le diagnostic est : exostose du radius,

(1) Voir plus loin le dessin représentant le squelette, emprunté aux Archives de Virchow.

(2) E. Bœckel. Gazette médicale de Strasbourg, 1868, n° 15.

comblant l'espace interosseux, sans adhérer au cubitus (l'événement prouva que ce dernier os en était le point de départ réel), et comme la tumeur augmente mensuellement d'une façon très sensible et menace d'abolir prochainement les fonctions de la main droite, je considère une intervention active comme justifiée, quelque scabreuse qu'elle soit dans la situation donnée, car la croissance indéfinie de la tumeur forcerait, en fin de compte, à recourir à l'amputation. MM. Larrey et Broca ont rapporté des exemples de ce genre à la Société de chirurgie (Voy. Gazette des Hôpitaux, 1866, p. 302).

Outre cette exostose principale, il en existe un grand nombre d'autres, que nous décrirons plus loin ; mais aucune d'elles ne gêne, ni par son volume ni par son siège.

L'opération est pratiquée le 12 octobre 1867.

Le 28 mai 1868, un an après l'opération, l'enfant fut présentée à la Société de médecine (Voy. Gazette médicale de Strasbourg, 1868, p. 121) en même temps que le moule du bras pris avant l'opération et la tumeur enlevée.

A la place des incisions, on voit deux cicatrices blanches, assez larges, non adhérentes. Les battements artériels se perçoivent au-dessous. La pronation et la supination ne laissent absolument rien à désirer ; la flexion des doigts est parfaite.

Par contre, les autres tumeurs osseuses paraissent avoir légèrement augmenté de volume, toutefois sans être gênantes. En voici l'énumération :

Cubitus droit. — L'exostose opérée. De plus il existe une saillie anormale de la coulisse du muscle cubital postérieur.

Radius gauche. — Exostose de la grandeur d'une noisette à la face postérieure de l'extrémité inférieure, à quatre centimètres au-dessus du poignet ; de plus, irrégularité des coulisses des tendons extenseurs.

Deuxième exostose comme une fève à la face antérieure, à un centimètre au-dessus du poignet.

Humérus droit. — Exostose du volume d'une noix à la partie postéro-externe de l'insertion deltoïdienne.

Humérus gauche. — Exostose symétrique à celle de droite, mais plus petite.

Deuxième exostose, petite, au-dessus de la gouttière radiale.

Côtes. — Leurs extrémités antérieures, surtout celles des côtes inférieures, sont parsemées de petites saillies comme des pois ou plus petites encore.

Clavicule droite. — L'extrémité interne est augmentée de volume, irrégulière, mamelonnée.

Clavicule gauche. — Même état qu'à droite, moins prononcé.

Fémur droit. — Exostose comme une noisette à la face externe du quart inférieur.

Apophyse longue de deux centimètres à l'insertion du tendon du grand adducteur.

Exostose comme une noisette dans le creux poplité.

Fémur gauche. — Trois exostoses symétriques à celles du fémur droit, mais plus fortes.

Tibia droit. — Exostose comme une noisette au-dessous et en dedans de la tubérosité antérieure.

Exostose comme une noisette à la face antérieure de l'extrémité inférieure, à deux centimètres au-dessus de la malléole; de plus, un grand nombre d'ostéophytes mamelonnés.

Tibia gauche. — Exostose en forme de noisette aplatie sur la tubérosité interne, à trois centimètres au-dessus de la malléole; de plus, ostéophytes nombreux.

Rien d'apparent au crâne ni au bassin.

Observation V.

**Exostoses multiples héréditaires en partie symétriques.
Même affection chez trois enfants (1).**

R..., 34 ans, musicien prussien, entré dans le service le 13 mars 1876 ; c'est un homme robuste qui a toujours joui d'une bonne santé, et depuis longtemps il n'a plus d'inquiétude au sujet des tumeurs qui déforment ses extrémités. Leur dureté particulière, leur relation avec les grands os du squelette, leur histoire ne laisse aucun doute sur le diagnostic.

(1) Gibney. American Journal, of medical sc., 1876, t. 72.

Je réussis à compter 17 exostoses placées comme il suit : tumeurs symétriques sur les crêtes des épines des omoplates ; au quart supérieur de la face interne de l'humérus, une épine de deux pouces et demi de long, avec une base trifurquée ; une proéminence en forme d'épine, à l'extrémité de la première phalange du médius droit et sur les faces dorsale et radiale ; un petit noyau à la partie supérieure de la même phalange ; une tumeur large et sessile siégeait à la face antérieure du tiers inférieur du fémur, et mesurait, environ, à sa base, dix pouces et demi, quatre et demi en hauteur et, transversalement, cinq ; à la face interne du fémur, il existait une autre excroissance bilobée qui mesurait deux pouces et demi en hauteur et deux en travers ; une exostose bien limitée un peu au-dessus du condyle externe du fémur ; une tumeur ovalaire, sessile, à la jonction du tiers moyen avec le tiers inférieur du fémur gauche, mesurant à sa base douze pouces, en hauteur cinq et en travers cinq et demi ; une exostose symétrique au-dessus du condyle externe de ce même os ; une masse ovoïde, large, implantée en apparence à la face postérieure du tibia droit, qui donne au mollet une circonférence de dix-huit pouces et demi, contre quinze au côté opposé ; tandis que la circonférence au-dessous du genou n'est que de quatorze pouces et au-dessus des malléoles de neuf ; deux tubérosités anormales du volume d'une demi-noix, au cinquième supérieur du péroné ; au quart supérieur du tibia et en avant, trois ou quatre exostoses analogues à la précédente ; une tumeur en forme de pomme de terre était implantée solidement au niveau de la tête du tibia gauche ; elle mesure à sa base huit pouces, quatre en hauteur, trois en travers.

On peut voir que les seuls efforts faits par la nature pour disposer les exostoses symétriquement, s'observent aux omoplates et aux fémurs ; il semble plutôt qu'elle a pris soin de les placer dans les points où elles pouvaient être le moins nuisibles. Deux seulement, parmi les tumeurs, gênaient les mouvements articulaires ; celle de la phalange avait amené une subluxation du doigt et celle du genou avait déterminé un genu valgum. Les veines étaient variqueuses au niveau du mollet droit; au côté externe de la jambe droite, près des sommets des tumeurs, on comptait deux ou trois cicatrices superficielles, résultant d'ulcérations produites quatre ans auparavant. Deux cicatrices semblables sont situées à la face interne de la jambe gauche. Le membre supérieur gauche ainsi que les côtes sont intacts.

L'urine de densité 1028 ne présente rien d'anormal. Le malade raconte que ses parents auraient commencé à trouver des petites tumeurs sur ses membres inférieurs à l'âge de 4 ans ; elles ont augmenté insensiblement jusqu'à la puberté et alors ont cessé de croître. L'exostose de l'humérus, d'après lui, aurait été plus grosse quand il avait 10 ans que maintenant, et de 10 ans à la puberté elle a diminué pour revenir à son volume actuel. Aucun traitement n'a été fait. Son père, à ce qu'il dit, avait la même maladie, et son frère, âgé de 40 ans, avait des grosseurs dures sur les jambes. Sa femme n'en a pas, bien que trois enfants issus de ce mariage en soient atteints.

OBSERVATION VI.

Premier enfant du précédent, âgée de 11 ans.

L. R..., 11 ans, bien développée, bonne santé habituelle, observée le 8 mars 1876. On observe dix-huit exostoses *disinctes*. Des tumeurs comparativement assez larges à leur base, qui mesurent deux pouces et demi en travers, sur un pouce et demi en hauteur, siègent sur les crêtes des épines des omoplates et produisent une déformation marquée. Immédiatement en avant de la coulisse bicipitale de chaque humérus on peut sentir une tumeur distincte du volume d'un pois. A la face antérieure du tiers inférieur du cubitus droit, sur le bord radial de la première phalange de l'index droit, et au même point de la seconde phalange du médius, on trouve quelques nodosités. A gauche, au-dessus de l'épiphyse du radius existe une exostose proéminente, tandis que la face dorsale et supérieure de la première phalange de tous les doigts, ainsi que le tiers supérieur des métacarpiens présente des petits noyaux. Autre noyau à la partie moyenne de la dixième côte gauche. Une petite tumeur au-dessus du condyle interne du fémur gauche et une autre au tiers supérieur du tibia complètent la liste.

La loi de symétrie n'était pas observée dans ce cas excepté aux omoplates. Il n'y a pas trace de rhumatisme ou traumatisme. L'attention du père a été attirée sur ces excroissances à la fin de la troisième année; les noyaux des épaules et de la côte ont apparu les premiers. Aucun trouble fonctionnel, si ce n'est une céphalée qu'il est difficile de rattacher à l'affection. D'après l'avis des parents les tumeurs s'accroissent.

OBSERVATION VII.

Deuxième enfant, âgé de 9 ans.

C. R..., 9 ans. Observé le 15 mars 1876. Enfant peu développé; sa tête est exceptionnellement grosse; langue épaisse, en apparence hypertrophiée qui gêne un peu la parole. Je constate sur lui vingt-huit exostoses, variant depuis un pois jusqu'à une noix et distribuées de la façon suivante : près de l'extrémité acromiale de chaque clavicule, au niveau des centres des 6e et 8e côtes de chaque côté, le long de l'épine de chaque omoplate, au voisinage des épiphyses des deux radius et des deux cubitus on trouve des noyaux symétriques. Les avant-bras présentent une incurvation marquée. On observe des tumeurs non symétriques, près de l'insertion du deltoïde droit, à la face dorsale et supérieure de la première phalange de l'annulaire et à la face palmaire de la première phalange du même doigt.

Il existe d'autres tumeurs semblables aux extrémités inférieures; deux ou trois sont presque symétriques. Tumeurs ovulaires symétriques un peu au-dessus du condyle interne de chaque fémur, mais elles n'ont pas la même forme. Au cinquième supérieur du tibia on peut voir une protubérance conique, relativement large, avec une autre petite immédiatement au-dessous qui a son homologue au point symétrique du côté opposé. A la jointure du tiers supérieur avec le tiers moyen du péroné on sent facilement une excroissance osseuse qui n'est pas apparente; une autre d'un pouce ou deux de haut existe dans le côté gauche. Au-dessus de chaque malléole il y a des tumeurs presque symétriques. A gauche, au-dessus du condyle externe du fémur, on peut facilement reconnaître une exostose conique : l'urine a une grande densité, normale d'ailleurs. Aucune de ces tumeurs n'a été constatée avant l'âge de 4 ans. Il était très délicat étant enfant, tandis que depuis quelque temps il a une bonne santé. Il semble d'après l'incurvation de quelques-uns des membres que cet enfant était rachitique. Je suis disposé à considérer ce fait, pour diverses raisons, comme une simple coïncidence.

OBSERVATION VIII.

Troisième enfant, âgée de 4 ans.

A. R..., 4 ans, fille paraissant bien portante. Examinée le 15 mars 1875. On peut déjà observer près de l'extrémité acromiale des deux clavicules de petits noyaux symétriquement placés. Les épines des omoplates présentaient les mêmes proéminences, quoique un peu moins développées que dans les cas précédents. On n'en découvre pas d'autre ; le père s'en est aperçu tout récemment.

OBSERVATION IX (1).

Exostoses multiples héréditaires.

Homme de 31 ans, avec 15 exostoses distinctes symétriquement disposées près des extrémités articulaires des jambes et des bras. Ces exostoses dataient de l'enfance. Il était ivrogne et dans une chute sur le poignet se brisa une exostose qui se nécrosa. On dut l'extraire. Un demi-frère de cet homme avait des tumeurs analogues symétriquement placées. Les enfants de chaque mariage héritent de cette prédisposition.

(1) Stanley. Medical Times a. Gaz., t. II, 1853, p. 39.

OBSERVATION X.

Exostoses ostéogéniques héréditaires et symétriques (1).

Il y a cinq ans, était à l'hôpital Saint-Barthélemy, un enfant de six ans qui avait des tumeurs symétriques sur les extrémités inférieures des radius, sur les humérus, les scapulums, les cinquièmes et les sixièmes côtes, les péronés et les malléoles internes.

Sur chacun de ces os, et de chaque côté, il a une tumeur ; et la seule exception à cette symétrie est qu'il y a une tumeur isolée, sur le côté cubital de la première phalange du quatrième doigt droit, et que les tumeurs du côté droit sont plus grosses que celles du côté gauche.

J'ai vu le père de l'enfant, laboureur, plein de santé, âgé de. 40 ans, qui a plusieurs et même un plus grand nombre de tumeurs que son enfant et de la même nature, mais il n'y en a qu'un petit nombre qui soit dans la même position. Toutes ces tumeurs existent dès sa plus tendre enfance ; elles sont symétriquement placées et ont cessé de croître depuis qu'il a atteint son plein développement ; depuis ce temps elles n'ont pas subi de changement apparent ; aucun des ancêtres directs de cet homme, ni aucun autre de ses enfants n'a de semblables grosseurs ; mais trois cousins et une cousine, enfants de la sœur de sa mère, en ont plusieurs, comme lui-même.

L'exostose qui occupait le quatrième doigt de ce petit enfant était une gêne pour lui, et à la demande de ses parents, M. Lloyd lui amputa le doigt. L'exostose consistait en une proéminence ou une projection d'os spongieux, d'apparence saine, plein de moelle et recouvert d'une mince couche de tissu compact ; sa substance se continuait régulièrement avec celle de la phalange elle-même.

OBSERVATION XI.

Exostoses héréditaires mult ples.

Poove, rapporte un cas d'exostoses des extrémités sternales des clavicules, des faces inférieures, des épines de l'omoplate

(1) Paget. Lectures on surgical pathology. London, 1853.

des extrémités supérieures de l'humérus, du carpe (radius et cubitus), des extrémités articulaires des tibias et des péronés. Un enfant de cet homme, âgé de quatre ans, était une miniature complète de son père. La grand'mère maternelle du père et une sœur avaient eu de semblables tumeurs. (The Lancet, 29 nov. 1873, p. 771).

OBSERVATION XII (1).

Exostoses multiples chez un enfant de 6 ans.

Le 20 juin 1805, M. le Dr Alipe (de Vassy), m'adressait le jeune Mariel, âgé de 6 ans, d'une assez bonne constitution, présentant un nombre considérable d'exostoses épiphysaires développées sur les membres supérieurs et inférieurs.

Les parents sont d'une bonne constitution et dans la famille on n'a rien observé d'analogue.

Le petit frère du malade, âgé de 8 ans et d'une santé plus robuste, ne présente rien de semblable.

En examinant avec soin l'enfant, voici les grands points du squelette sur lesquels j'ai rencontré ces épiphyses.

Sur le côté droit de la poitrine, au niveau de la troisième, quatrième et septième côtes, on trouve, assez près du cartilage, une petite exostose pisiforme, un peu aiguë, non mobile; rien de semblable n'existe du côté opposé.

Sur les deux humérus, tout à fait à la partie supérieure, à la jonction du bord intérieur avec le bord antérieur, il existe une exostose non mobiler. On sent difficilement le pédicule. L'exostose du côté droit semble partir de la tête de l'humérus ; elle a bien 2 centimètres de longueur. Elle soulève légèrement la peau de l'aisselle. Du côté gauche, l'exostose est en arrière de l'insertion du muscle grand pectoral, et descend un peu au-dessous du rebord du tendon. Rien de plus à noter pour les membres supérieurs.

Au fémur gauche, à la partie inférieure, à la jonction du bord interne avec le bord antérieur, au niveau du cartilage épiphysaire, existe une exostose peu volumineuse ; en

(1) Marjolin. Communication à l'Académie. Gazette des hôpitaux, 1865, n° 86.

dehors et tout à fait au même niveau, on sent poindre une nouvelle exostose. Rien de semblable à droite.

Au tibia gauche, un peu en dedans de l'épine du tibia, tout à fait à la partie supérieure, existe une exostose bilobée, non pédiculée, contournant la partie interne du tibia, de manière à former un anneau incomplet.

Du côté opposé, on sent exactement au même niveau une exostose ayant la même direction, seulement elle ne soulève pas encore les téguments. A la partie interne et inférieure du tibia gauche, au-dessus et un peu avant de la malléole, il y a une exostose qui se forme. Du côté opposé, même vice d'accroissement de l'os ; aux deux péronés, mais surtout à gauche, aux deux extrémités supérieures et inférieures, on sent très bien le commencement de nouvelles exostoses.

Il y a un an que l'apparition de la première exostose fut signalée. Les autres n'ont paru qu'il y a un mois environ. Elles sont toutes indolores.

OBSERVATION XIII (1).

Exostoses épiphysaires multiples chez un jeune homme de 17 ans.

M. Hugnier présente un jeune homme de 17 ans, qui s'est aperçu il y a quatre ou cinq ans de l'existence d'exostoses épiphysaires, au nombre de douze, qui se développaient sur ses os dans les points qui sont le siège habituel des tumeurs de ce genre. On en trouve quatre à la face interne des tibias, deux un peu au-dessous des condyles internes, et deux autres un peu au-dessus des malléoles internes. Les péronés en offrent deux au-dessus des malléoles externes. Chacun des fémurs en présente sur ses faces interne et externe au-dessus des condyles. Enfin, on en trouve une sur le bord antérieur de chaque humérus, sous le deltoïde.

(1) Gazette des hôpitaux, 1857, n° 47.

Observation XIV.

Exostoses ostéogéniques, les unes symétriques, les autres non symétriques (1).

L... Antoine, emballeur, entre dans le service à l'hôpital de la Charité, pour une contusion insignifiante du pied droit.

Aucun antécédent rachitique ou syphilitique héréditaire ou autre; il n'a d'ailleurs jamais connu sa mère.

A l'âge de 3 ans, il tomba d'un premier étage sur un banc de pierre et prétend s'être démis, dans cette chute, le bras gauche, qui avait été mal remis ; renseignement démenti, au moins dans sa dernière partie, par l'examen de l'épaule, dont les surfaces articulaires, offrent leurs rapports naturels.

A 12 ans, sans cause connue, sans condition défavorable d'habitation ou d'alimentation, etc., il se manifesta sur divers points des saillies osseuses dont le développement ne s'accompagna ni de rougeur, ni de douleur, ni d'aucun autre symptôme d'inflammation superficielle ou profonde.

Quatre exostoses allongées sont situées deux à deux, à chaque genou, sans une symétrie parfaite. Ces tumeurs sont de chaque côté, dirigées verticalement : la tibiale, qui prend naissance sur le condyle interne du tibia, de haut en bas; la fémorale, dont le point de départ est le condyle interne du fémur, de bas en haut.

Placées dans l'axe du membre, et opposées base à base au niveau de l'article elles se correspondent aussi exactement que si elles étaient entrées dans le plan régulier de l'organisation Les tibiales descendent du genou comme des stalactites osseuses, les autres s'en élèvent comme des stalagmites; elles se confondent à leur point d'origine avec l'os dont elles ne se détachent jamais entièrement, figurant pour ainsi dire des traînées osseuses.

Dès qu'elles se dessinent, elles prennent à la jambe la forme cylindrique, à la cuisse la forme laminée; celles du tibia s'al-

(1) Morel-Lavallée. Bulletins de la Société de chirurgie, tome I, p. 175.

longent en bas, et se prononcent à la face interne de cet os dans un parallélisme complet, sur une hauteur de trois travers de doigt, en dépassant par sa pointe mousse de plus d'un doigt le niveau de la circonférence du membre. Celles du fémur se cachent en s'élevant dans les chairs qui les recouvrent. Rien de plus frappant que la symétrie de ces quatre ostéophytes ; il ne lui manque, pour être absolue, qu'une entière égalité des hauteurs des exostoses fémorales ; celles du côté droit n'ayant que trois doigts de long, tandis qu'à gauche c'est le double ; encore y a-t-il au tiers moyen de la face antérieure du fémur droit comme une exostose de compensation du volume d'une noix.

Diverses exostoses, irrégulièrement disséminées, se rencontrent en outre sur beaucoup de points ; une sur le péroné gauche à l'union environ du tiers inférieur avec les deux tiers supérieurs, une dans la concavité de la courbure externe de la clavicule du même côté ; une autre, du volume d'une noix sur une côte, au bas de la région mammaire droite.

Les épines acromiales s'effilent en pointes de 2 ou 3 centimètres de long.

L'épaule droite offre une déformation singulière : l'angle spinal de l'omoplate semble, au premier abord, comme renflé en massue, aux dépens de la hauteur de l'os. Mais il y a ici au moins un peu d'illusion. Si l'angle scapulaire est renflé, l'os entier n'est pas sensiblement raccourci, ainsi que le démontre la mesure prise comparativement des deux côtés de l'extrémité de cet angle au bec de l'acromion.

Cet os, dont l'angle est élevé de trois doigts au-dessus de son niveau normal, est reçu dans une dépression profonde de la paroi costale ; et l'extrémité correspondante de la clavicule se recourbant en haut, a suivi l'acromion dans son ascension Cette courbure de la clavicule est sensiblement proportionnée à l'élévation de l'omoplate. Il semblerait qu'arrêté en bas par la dépression costale qui le loge, cet os, dans son accroissement, n'a pu se développer que par en haut, et a forcé l'extrémité de la clavicule à s'accommoder à ce déplacement.

L'extrémité sternale de la clavicule gauche est un peu courbée en avant.

La paroi costale du même côté est aussi déprimée en avant, au niveau et en dehors du sein, mais moins qu'en arrière.

Malgré des difformités si considérables, les membres supérieurs, comme les membres inférieurs, conservent toute l'étendue et toute la force de leurs mouvements.

L'épine est à l'état normal. sauf une légère exagération de la courbure antérieure de la région dorsale.

La peau et les parties molles voisines glissent sur les exostoses sans donner lieu à un phénomène particulier, excepté à la cuisse, où il se produit une sensation de froissement qui rappelle celle des kystes en bissac du poignet. Ce bruissement est dû sans doute au frottement de quelque cordon fibreux sur les ostéophytes laminées des condyles fémoraux.

OBSERVATION XV.

Exostoses ostéogéniques, multiples, symétriques, décrites par
Ribell, sous le nom d'exostoses essentielles (1).

Alexis D..., âgé de 18 ans, jardinier, taille ordinaire; père, mère, plusieurs frères, tous bien portants et sans aucune difformité, est venu au monde bien conformé lui-même.

Pendant qu'il était en nourrice, quelques vertèbres, et les os des membres, abdominaux ont commencé à devenir le siège d'exostoses. Il a néanmoins joui d'une bonne santé, et s'est livré dès son enfance aux travaux du jardinage.

On a très peu fait attention à l'ordre dans lequel se sont développées les énormes exostoses qu'il présente aujourd'hui ; la plupart existent dès son jeune âge, seulement elles ont paru à ses parents s'accroître dans les mêmes proportions que les autres parties du corps. Voici l'état de ce jeune homme quand il s'est présenté à l'Hôtel-Dieu en 1822, et qu'on a pu l'observer dans les salles de clinique de Dupuytren.

Tête. — Les os du crâne et de la face n'offrent pas la moindre altération ; leur état de développement est très naturel.

Tronc. — Le rachis offre une difformité remarquable qui consiste dans une augmentation de volume très sensible des

(1) Ribell. Thèse inaugurale, 1823.

apophyses épineuses et des lames des trois ou quatre dernières vertèbres dorsales, ainsi que des deux premières lombaires. Ces apophyses forment des nouures de manière à représenter une sorte de chapelet.

Bassin. — Le seul os coxal gauche présente en arrière de son épine antérieure et supérieure, une petite exostose très circonscrite, de la forme et de la grosseur d'une noisette.

Membres thoraciques. — La clavicule droite offre à son extrémité sternale une très petite exostose styloïde; l'humérus gauche paraît augmenté de volume à sa partie supérieure seulement, où il soulève et rend très résistant le deltoïde.

L'humérus droit offre, au niveau du bord antérieur du creux de l'aisselle, une tumeur osseuse du volume et de la forme d'un gros fruit de grenadier; elle est très circonscrite; en promenant les doigts dessus, on sent que sa surface est inégale, raboteuse; elle a déjeté en arrière le muscle deltoïde sur le bord antérieur duquel elle a pris naissance.

Les coudes ne présentent autre chose de remarquable que les tubérosités de l'humérus, qui sont plus saillantes que d'ordinaire.

Les deux radius sont sains; mais les deux cubitus offrent immédiatement en arrière et en dedans de leur apophyse styloïde une ou deux exostoses très circonscrites, du volume et de la forme de petites noisettes.

Les os des mains ne présentent aucune difformité.

Membres abdominaux. — Le quart inférieur du corps des fémurs, leur condyle, et la moitié supérieure du tibia, sont remarquables par d'énormes exostoses plus ou moins circonscrites et saillantes sous la peau; on pourrait comparer leur forme à celle de certaines pommes de terre, inégales, noueuses, bosselées. L'extrémité supérieure de chaque péroné est volumineuse et déformée.

Leur portion inférieure et celle du tibia sont surtout remarquables par leur augmentation de volume. Ces os, en cet endroit, ne présentent pas d'exostose proprement dite; leur tissu y est uniformément tuméfié, de manière à rendre les jambes aussi grosses en bas qu'en haut.

Les os des pieds n'offrent aucune difformité.

OBSERVATION XVI (1)

Exostoses ostéogéniques nombreuses et parfaitement
symétriques,

B..., Antoine-Joseph, âgé de 12 ans, né à Bercy, entre à
l'hôpital Sainte-Eugénie le 16 mars 1863, service de M. Bergeron.

Père âgé de 46 ans, d'une bonne santé habituelle ; mère âgée
de 42 ans, bien portante. habitation humide. La dentition s'est
faite régulièrement chez l'enfant. Ses antécédents morbides
sont : une coqueluche à 4 ans et demi, qui a duré dix-huit mois;
quatre mois environ après, la rougeole et la variole, puis une
fièvre typhoïde qui a duré deux mois et a laissé après elle de la
diarrhée, et même de la dysenterie et une hématurie. Ces
deux dernières auraient duré huit à dix jours. Après ces hémorrhagies, qui ont été assez abondantes, l'enfant a été très
faible, mais il n'a jamais eu de gourme ni de maux d'yeux.

Il y a cinq ans, se produisit spontanément et progressivement, sans cause apparente, une courbure de l'extrémité inférieure de l'avant-bras. Depuis la même époque, l'enfant a des
irrégularités d'appétit fréquentes, et, le plus ordinairement
même, il manque d'appetit ; il a maigri, n'a pas de dcvoiement
ne tousse pas habituellement, mais légère bronchite depuis
quelques jours ; chiéromanie signalée par la mère.

Etat actuel. — Enfant d'apparence bien conformé ; pas de
déformation rachitique du thorax en dehors des saillies osseuses costales que nous signalerons dans un instant et que nous
ne croyons pas devoir rapporter au rachitisme ; pas de déformation des membres autre que celle de l'avant-bras droit.

L'enfant est petit pour son âge, sa taille est de 1 mètre 18 c.,
il a les chairs fermes, la peau brune, les masses musculaires un
peu grêles cependant; amygdales non hypertrophiées; pas de
souffles vasculaires ; nulles traces de maladie de peau, pas d'engorgement ganglionnaire.

Examen du squelette.

(1) Thèse de Soulier, 1864.

Tête. — Bonne conformation; pas de saillies osseuses apparentes; enfant du reste intelligent.

Tronc. — Colonne vertébrale non déviée; sur la face antérieure de la poitrine, saillies osseuses, inégales, verruqueuses, s'éloignant plus ou moins, mais pas au delà de 2 centimètres, en dehors de l'extrémité antérieure de la côte, ne formant donc pas une courbure régulière, à concavité externe, qui rappellerait le chapelet rachitique. D'ailleurs il n'y a pas sur chaque côte une exostose; et de ces exostoses, les unes sont visibles à l'œil nu; les autres non; elles sont plus volumineuses à gauche, où elles commencent à la deuxième côte, tandis qu'à droite, elles sont moins volumineuses et ne commencent qu'à la sixième côte; pas d'exostose donc sur les cinq premières côtes droites. Je le répète, ces exostoses ne rappellent nullement le chapelet rachitique.

Membres supérieurs :

Clavicule droite. — Exostose considérable, ascendante, de près de 2 centimètres de hauteur, s'élevant verticalement de l'extrémité interne de la clavicule en dessous du faisceau sternal du sterno-cléido-mastoïdien, saillie osseuse légère sur la face supérieure de l'extrémité acromiale.

Clavicule gauche. — Pas d'exostose sur l'extrémité sternale, saillie légère, comme pour la clavicule droite, sur la face supérieure de l'extrémité accromiale.

Omoplates gauche et droite. — A l'un et à l'autre, le bord spinal est rugueux, comme s'il était recouvert de dix à douze petites exostoses.

Humérus droit, extrémité supérieure. — Deux exostoses, l'une sur la face antérieure, tuberculeuse; l'autre sur la face externe, peu considérable.

Humérus gauche, extrémité supérieure. — Exostose beaucoup plus volumineuse, mesurant quatre ou cinq centimètres en hauteur, et occupant presque toute la face antérieure du bord supérieur de l'humérus.

Pas d'exostoses soit sur l'extrémité inférieure des humérus, soit sur l'extrémité supérieure des os de l'avant-bras.

Extrémité inférieure de l'avant-bras droit. — Elle décrit une forte courbe suivant son bord cubital, courbe qui n'a pas un aspect rachitique, et l'épiphyse radiale, du reste, quoique exostosée, n'est pas plus volumineuse qu'à l'état normal, elle présente simplement une exostose verruqueuse sur la face externe ; il y aussi une exostose sur la face postérieure de la tête du cubitus droit,

Extrémité inférieure de l'avant-bras gauche. — Exostose à l'union de la diaphyse et de l'épiphyse inférieure du radius, et une plus petite au-dessous sur l'épiphyse elle-même (le mot épiphyse est pris ici dans le sens anatomique descriptif, c'est-à-dire comme synonyme d'extrémité) ; le bord postérieur de la tête du cubitus droit présente manifestement des saillies osseuses irrégulières.

Main droite. — Exostoses sur la face postérieure de l'extrémité supérieure de la première phalange de l'indicateur et de celle de l'annulaire.

Main gauche. — Deux exostoses aussi sur les points analogues du médius et de l'annulaire.

Membres inférieurs :

Fémur droit, extrémité supérieure. — Exostose à cinq travers de doigt au-dessous du grand trochanter, en arrière et en dehors.

Extrémité inférieure. — Petites exostoses sur la face externe du condyle externe, plusieurs plus marquées sur le condyle interne et un peu au-dessus.

Fémur gauche. — Exostose sur la face antéro-interne, immédiatement au-dessus du petit trochanter, voilà pour l'extrémité supérieure.

Voici pour l'extrémité inférieure. — Exostose au-dessus du condyle interne, et une autre encore au-dessus et en arrière du condyle externe.

Jambe droite. — Exostose sur la face interne du tibia à trois travers de doigt au-dessous de la rotule.

Exostose au-dessous de la tête du péroné. Très petites exostoses sur les extrémités inférieures des os de la jambe droite. Toutes ces exostoses se répètent très symétriquement à gauche, où elles sont plus considérables.

L'enfant quitte l'hôpital le 5 juillet, c'est-à-dire après quatre mois de séjour. Il a été soumis à l'iodure de potassium et aux toniques ; au moment de sa sortie, il est dans le même état que lors de son entrée, ses exostoses sont restées stationnaires. Nous l'avons vu un ou deux mois après, il n'y avait rien de nouveau. J'ai dernièrement cherché à le revoir, mais je n'ai pas réussi.

Cette dernière observation est très importante, car elle fait naître l'idée qu'il s'agit peut être d'un rachitisme guéri avec hypérostéogénèse consécutive.

Mais les renseignements donnés par la mère interrogée par nous au point de vue du rachitisme, et l'examen attentif des différentes particularités de l'observation, nous conduisent à admettre que nous nous sommes trouvés là en présence d'un exemple magnifique d'exostoses ostéogéniques.

OBSERVATION XVII (1).

Exostoses ostéogéniques, les unes symétriques, les autres
non symétriques.

L... Marie Georgina, 10 ans et demi, couchée salle Sainte-Pauline, n° 7, service de M. Giraldès, hôpital des Enfants, entrée le 14 décembre 1863.

Enfant bien portante, petite pour son âge, mais bien constituée ; aucun antécédent diathésique ni héréditaire ; présente des tumeurs osseuses et multiples dont la plus importante siège à l'extrémité supérieure et à la face interne du tibia gauche. Il y a trois ans que la mère de l'enfant et l'enfant elle-même se sont aperçues de cette tumeur, qui alors était très petite ; mais depuis deux ans elle s'est beaucoup accrue ; aussi la mère a-t-elle conduit son enfant à l'hôpital Beaujon, où on lui a fait prendre de l'huile de foie de morue, du sirop d'iodure de fer, c'est-à-dire un traitement antiscrofuleux.

Voici l'indication de ces exostoses :

(1) Thèse de Soulier, 1864.

Membres supérieurs. —Humérus droit, extrémité supérieure. Tumeur arrondie sur la lèvre interne de la gouttière bicipitale, à trois centimètres du sommet de la tête, grosse comme une petite noix.

Avant-bras. — Une seule exostose occupe la face postérieure et le bord extrne du radius droit à 6 centimètres de l'extrémité carpienne. Cette exostose est petite, cependant elle soulève la peau.

A un examen superficiel, elle pourrait être prise pour une nodosité tendineuse.

Membres abdominaux. — Fémur droit.

Extrémité inférieure. — De la face supérieure des deux condyles s'élèvent deux exostoses adhérentes à la face correspondante de l'os, c'est-à-dire l'exostose externe à la face externe, l'exostose interne à la face interne, et se terminant brusquement à leur extrémité supérieure comme par un plateau, c'est-à-dire par une surface horizontale, perpendiculaire à l'axe de l'os.

Fémur gauche. — Même disposition.

Tibia gauche, extrémité supérieure. — Exostose considérable ; c'est celle qui a, la première, attiré l'attention de l'enfant ; sa base, c'est-à-dire son extrémité supérieure, est implantée sur le condyle interne ; sa direction est descendante ; elle a une longueur de 5 centimètres et fait une saillie transversale de 2 centimètres environ.

Péroné gauche, extrémité supérieure. — Exostose à la partie postérieure de son extrémité supérieure.

Tibia et péroné droits, extrémité supérieure. — Mêmes exostoses mais moins saillantes.

Une seule exostose à l'extrémité inférieure de la jambe, au niveau de la face externe et du bord postérieur de la malléole droite, exagérant la coulisse ; à gauche, même exagération de la coulisse tendineuse, sans exostose bien apparente.

Observation XVIII.

Exostoses ostéogéniques symétriques (1).

Marchand, Louise, couturière, 15 ans, bonne santé habituelle, n'a pas souvenir d'avoir fait aucune maladie; brune, petite taille (1 m. 41 cent.), aucune trace de scrofule, n'a jamais eu, ni ophthalmie, ni gourmes, d'assez forte apparence.

Père et mère bien portants, de petite taille comme elle. Réglée depuis un mois, les deux premières fois elle a peu vu, puis les règles sont venues régulièrement.

Elle vient à la consultation de M. Marjolin, depuis trois ans. Aujourd'hui, 3 juin, elle porte quatre exostoses; la première qui ait paru est celle de l'extrémité supérieure de l'humérus droit. Elle s'en serait aperçue il y a quatre ou cinq ans environ, mais elle pouvait exister depuis plus longtemps.

Voici la description de ces quatre exostoses :

La première, la plus ancienne, est située à la partie supérieure de la lèvre droite de la gouttière bicipitale de l'humérus droit; elle se dirige de haut en bas, a une forme conoïde, à base volumineuse, mesure 4 centimètres dans sa longueur, sa direction descendante est parallèle à l'axe de l'os, et son sommet est séparé de la surface de l'os d'une distance de 2 centimètres environ.

La deuxième, sur l'humérus gauche, est plus élevée que la précédente ; son volume est moins considérable.

La troisième est située au-dessous du tibia droit, ses limites sont moins précises.

La quatrième est sur la face externe et un peu au-dessus de la malléole péronéale gauche.

M. Marjolin dit que, loin d'avoir diminué sous l'influence du traitement antiscrofuleux (huile de foie de morue, sirop d'iodure de fer, sirop de quinquina, bains sulfureux), les deux premières exostoses ont plutôt augmenté. J'ai omis de dire que, tandis que les deux premières exostoses sont conoïdes, les deux dernières donnent plutôt l'idée d'une simple tuméfaction de l'os.

(1) Thèse de Soulier, 1864.

Le 23 juin. Une nouvelle exostose sur la tubérosité interne du tibia gauche. La santé générale continue d'être parfaite, et la menstruation d'être régulière.

Deux ou trois mois après, j'ai pu constater, avec M. Spiess, l'apparition de nouvelles exostoses. Nous en avons, en effet compté douze à cette époque, dont huit parfaitement symétriques, pour chaque extrémité inférieure du fémur, chaque extrémité supérieure des deux os de la jambe, et chaque extrémité supérieure de l'humérus. En voici, du reste, la description :

A l'extrémité inférieure du fémur gauche, sur la face interne et à dix centimètres de l'interligne articulaire du genou, exostose peu développée, à peine saillante, quoique non douteuse. A droite, au même niveau, on sent comme deux exostoses stalactiformes ascendantes, superposées dans le sens vertical, s'écartant à peine de l'os, se confondant par leur extrémité inférieure avec le condyle interne et se terminant en haut par une espèce d'apophyse, comme coracoïdienne, dont l'extrémité est distante de dix centimètres de l'interligne articulaire; comme l'exostose du fémur gauche, elle est placée à la face interne de l'os.

L'extrémité supérieure du tibia gauche présente une exostose très petite, sur le côté interne, presque immédiatement au-dessous de l'interligne articulaire.

A droite et en dedans, part aussi du condyle interne une longue exostose pédiculée, dont le sommet descend à huit centimètres de l'interligne articulaire.

L'extrémité supérieure du péroné gauche offre, à trois centimètres de l'articulation péronéo-tibiale supérieure, une petite exostose véritablement rudimentaire.

A droite, au même niveau, et sur la face externe de l'os, comme à gauche, une exostose peu saillante, mais moins rudimentaire que la précédente.

Aucune exostose sur l'extrémité inférieure du tibia. La malléole péronéale au contraire présente, à gauche et à droite une légère exostose régulière, occupant son bord antérieur, éloignée du sommet de la malléole, à gauche, de trois centimètres; à droite, de quinze millimètres.

Les exostoses de l'extrémité supérieure de l'humérus sont toujours telles que nous les avons décrites plus haut.

Quant aux os de l'avant-bras, on ne trouve qu'une seule exostose, qui n'est même plutôt qu'un gonflement épiphysaire, occupant l'extrémité inférieure du cubitus droit et remontant usqu'à six centimètres au-dessus de l'extrémité libre de l'apophyse styloïde.

CONCLUSIONS.

1. — Parmi les exostoses ostéogéniques, il en est un certain nombre qui se distinguent par leurs caractères spéciaux. Elles semblent constituer, en raison de leur multiplicité, une sorte d'affection générale.

2. — La production de ces tumeurs, moins fréquentes qu'on pourrait le croire, est intimement liée à la période de développement du squelette.

3. — Elles présentent souvent une symétrie remarquable, et se développent toujours aux dépens du cartilage de conjugaison, de préférence aux extrémités osseuses qui se soudent les dernières.

4. — Leur évolution a lieu sans douleurs.

5. — Elles possèdent la même structure que les os sur lesquels elles se développent.

6. — Elles ne contractent jamais d'adhérences avec les tissus voisins et offrent une bénignité absolue.

INDEX BIBLIOGRAPHIQUE

RIBELL. — Thèse de Paris, 1823, n° 88.

J. CLOQUET et A. BÉRARD. — Dictionnaire en 30 vol., 1835, t. XII, p. 263 (art. Exostose).

ROUX. — Revue médico-chirurgicale, 1847, p. 79.

STANLEY. — On diseases of the bones. London, 1849, p. 151.

PAGET. — Lectures on surgical pathology, London, 1853, tome II, p. 229.

WILLIAM COSTELLO. — Encyclopédie de chirurgie pratique, 1856, t. IV, p. 48?.

CHASSAIGNAC. — Bulletins de la Société de chirurgie, 1856, t. VII.

SOULIER. — Thèse de Paris, 1864, n° 21.

BROCA. — Bulletins de la Société de chirurgie, 7 juin 1865.

BIRKET. — Guy's Hospital Reports, 1369.

LABURTHE. — Thèse de Paris, 1871, n° 117.

GOSSELIN. — Cliniques chirurgicales de la Charité, 1873, tome I, p. 85.

GIBNEY. — American Journal of medical sciences, 1876, p. 173.

JAMAIN et TERRIER. — Pathologie chirurgicale, 1876, t. I. p. 760.

FOLLIN et DUPLAY. — Pathologie externe, t. II, p. 679, 1877.

BRYANT. — The pratice of surgery, t. II, p. 522.

MERLIN. — Dictionnaire de Jaccoud, t. XXV, p. 385, 1878.

HENKING. — Archives de Virchow, 1879, t. LXXVII, p. 364.

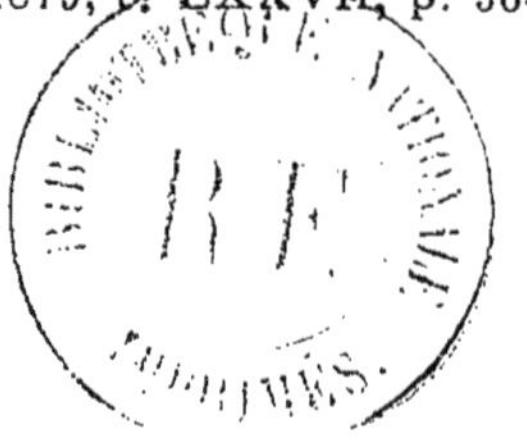

Paris. — A. PARENT, imp. de la Fac. de médec., A. DAVY, successeur, 52, rue Madame et rue M.-le-Prince, 14.